自分で自分をメンテナンス

メンテナンスストレッチ

城戸逸代

JN045170

みらい PUBLISHING

はじめに　～自分で自分をメンテナンス～

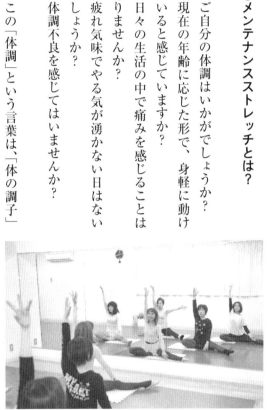

●メンテナンスストレッチとは？

ご自分の体調はいかがでしょうか？
現在の年齢に応じた形で、身軽に動けていると感じていますか？
日々の生活の中で痛みを感じることはありませんか？
疲れ気味でやる気が湧かない日はないでしょうか？
体調不良を感じてはいませんか？
この「体調」という言葉は、「体の調子」

という意味ですが、「体」を「調べる」とも読むことができます。また「調」の字は「調《ととの》える」とも読み、「整える」という意味もあります。

ご自分の体を、自分で「調べて」、「調えて」いらっしゃるでしょうか？

《メンテナンスストレッチ》は、自分の体を自分で調べ、自分で整える「セルフメンテナンス」のレッスン・メソッド（方法論）です。

流れに沿って進行しますので、レッセン後には全身の筋肉（筋力）を感じることができます。

「疲れにくいからだ」をつくり、関節や筋肉の痛みから、あなたを解放します。

とはいえ、これは万能の魔法のようなものではありません。

筋肉を伸ばしたり、縮めたりというストレッチを意識的に行うことで、からだの調子を自分で確認しながら、筋肉のバランスを整えていきます。

「使いグセ」がついていたり、凝り固まっている筋肉をほぐし、関節の可動域をすこしずつ広げて、ケガや加齢からくる痛みからあなたを解放します。

姿勢を正し、骨格や内臓を正しい位置に戻していく。

ゆっくりと、のびやかに自分で自分のからだを整え、それを日々継続していく。

生活習慣から筋肉に「使いグセ」がついていると、からだに歪みが生じ、内臓を圧迫することもあります。

また「使い忘れ」の筋肉があると、筋力低下を招きます。「サルコペニア」（骨格筋量の低下）に陥ることがあります。

また、筋力低下「フレイル」（虚弱）の状態に陥らないためにも、自分の体を決してあきらめないで、からだの声を聴きながら、筋肉の凝りをほぐし、引き締める筋肉、引き上げる筋力を育てましょう。

呼吸を整え、からだをシンメトリー（左右対称）に使って、姿勢を正しくし、「伸び」や「縮み」を意識しながら骨や筋肉をストレッチすることで、内臓を本来の「居心地」のいい場所に戻し、病気になりにくくしましょう。

からだの中心線「正中線」をまっすぐに立てて、「自分軸」を意識することを実感してください。

そうすることで、からだが軽やかに動き、全身の筋肉がきちんと機能するようにしていくのです。

疲れにくいからだをつくり、痛みから解放し、不調やストレスを、自分でコントロールしていく。

自分にはこんな力があったのか？　まだまだ生き直しができる勇気が湧いてきます。

そして、日々を不安に過ごすのではなく、明るく笑顔で生きることができるように、からだだけでなく、心や生活もセルフ・メンテナンスする。

それが《メンテナンスストレッチ》です。

●きっかけは大病をしたこと

私がこれを考案したきっかけは、「胃がん」という大病をしたことからでした。

今から13、4年前の52歳の頃でした。

それまで、生きていく上での、さまざまな不安要素を抱えて暮らしていた私は、なにかあるとすぐ精神的にネガティブになっていました。

精神が弱っている時というのは、たいてい疲れがたまっていたり、筋肉が弱ってきたりしている時ではないかと思います。

私自身は出産後からジャズダンスを習っており、筋力や体力はある方だと思っておりましたが、35歳くらいから、心身ともに弱り、すぐに疲弊し、活力の無い頃がありました。

家事の合間など、ソファに横たわりテレビを見ながらゴロゴロ過ごし、眠くてなにをするにも面倒になって、生活の質を落としてしまいました。

今思えば、その頃から筋力低下が始まっていたのです。

子育ての最中でしたので、ＰＴＡや地域ボランティアなど忙しく動き回っておりましたが、家で一人の時間はダラダラと過ごし、それが心身を休める一番の方法だと信じて疑いませんでした。

体調がよくないと、精神の方も不安要素の方に引っ張られて、ものすごく落ち込んでしまうんですね。

その当時の私は、何かあったとき、歯がガタガタと震えてしまうくらいに、とてもネガティブになっていました。

そんな中、「胃がん」が発見されたのです。

私は体力には自身があったのですが、「胃がん」の手術をして胃を半分近く切除したあとは、なかなか体力が回復しませんでした。病気をしてからは、すぐに「しんどいな」「動けない」「疲れた」と思うようになってしまったのです。

若い時からずっと使ってきた筋肉が、今までと同じようには使えなくなってきているんだなと感じ、どうすれば「疲れにくい」からだを取り戻すことができるのかと、ずっと考えるようになりました。

そして、今まで意識せずに使っていた筋肉を、「意識的に使う」ようにシフトチェンジしていく必要があるんだと気づいたのです。

からだを「意識しながら使っていく」ことが、「からだを整える」ことにつながり、それが健康なからだを作り、維持していくことにつながっていくんだと感じたんですね。

そして、「自分を自分でメンテナンスする」ということの大事さを実感したのです。

●からだを「メンテナンス」するとは？

「メンテナンス」(maintenance)とは、「維持」という意味ですが、「整備」や「修復」という意味もあります。

車やお家の「メンテナンス」のことを考えてみてください。

家は、持主のいない空き家になるとすぐに廃墟になってしまいます。車も、野原に放置されると、あっというまにボロボロになってしまいます。同じ年月でも、人が気にかけ、手を入れ、使っていると、長く維持できるのです。

からだも同じです。

たとえば、腰が痛くなって、整形外科や整骨院などに行って、薬や施術によって一時的に痛みがなくなったとします。

でも、治ったつもりになっただけで、その根本的な原因は治っていないので、再び発症してしまうことになります。

生活習慣が原因となる要素を治さない限り、何度も何度も病院や整骨院などに通うことになります。

からだには「使いグセ」というものがあります。

毎日、重いカバンを持ち運びしていると、カバンを持つ側の手が決まっていきます。肩にかけるときも、かける方の肩がいつも同じになります。

その場合、使い勝手のいい方ばかりを使っていると、姿勢が左右どちらかに偏ってくるわけです。

歩き方にも影響が出て、靴の減りが左右で違ってきたり。

こういった「生活習慣」によって、からだに偏りや歪みが出てくる。

つまり、「からだのズレ」が出来てくる。

そうすると、からだのある特定の点に負担が大きくなって、痛くなったり、ケガや病気につながったりするのです。

こういった「使いグセ」「からだのズレ」は、病院では治らないのです。

自分が日々の生活の中で、意識的になって、直していかなければいけません。

「自分で自分のからだをメンテナンス」するというのは、そういう意味です。

毎日を身軽に動けるように、自分で自分をメンテナンスしましょう。
全身の筋肉から湧き出る力は、生きる活力となります。
自分を元気に戻せるのは、あなた自身しかいないのです

《メンテナンスストレッチ》で健康を取り戻す

私の《メンテナンスストレッチ》の教室に通っている生徒さんで、自分の力で健康を取り戻した方のお話をします。

75歳になる女性ですが、10数年前に初めてお会いした時は、家の中でも杖をついていて、外出ができない状態でした。

60歳そこそこの時、一月にお孫さんの宮参りに行ったんですが、その時にからだを冷やしてしまい、次の日から足腰が痛くて動けなくなってしまったそうです。

整形外科のお医者さまを何軒も回ったのですが、どこに行っても「年のせい」「筋力低下だから筋力をつけなさい」と言われるだけで、治ら

ない。

動こうにも痛くて動けない。どうしたらいいか、わからなくなって、3ヶ月以上も、家の中に籠もっていたそうなんです。

4月に、ご自宅に行って、《メンテナンスストレッチ》のレッスンをさせていただいたんです。最初は「できない」と消極的だったのですが、なんとか1日目のレッスンを終えました。

すると、数日後に電話がかかってきました。

「何ヶ月間も家に籠もって動けなかったのが、ストレッチをした次の日に、近所のスーパーマーケットに歩いていくことができた。しかも杖も使わずに」

と、とても喜んでおられました。

その後、ご自宅での個人レッスンをさせていただいた後、教室の方に参加してくださるようになりました。

レッスンを初めて数ヶ月後には、スペインにいらっしゃる娘さんのところに一人で海外旅行に行かれ、それから10年経った今も、アフリカのジンバブエにリュックを背負って行かれたりされています。先日は山形県の月山に登山に行かれて、「山岳ガイドさんより先に歩いて怒られた」と笑っておられました。

「だって、歩けなかった私の足が、右左、右左と勝手に先に進むんですから」「動けるようになってよかった」と。

これも週一回の《メンテナンスストレッチ》のレッスンのおかげだと感謝してくださるんです。

これはとても嬉しいことなんですが、でもそれはその方が信じて、コツコツと気長に続けてくださったからなんですね。

もし途中で諦められたら、それは不可能だったかもしれません。

動こうと思っても痛くて動けないところから、《メンテナンスストレッチ》をされるようになり、気長に続けてくださることで、巡り合わせが変わってきて、歩けるようになって、旅行や登山にも行けるようになったそうです。

まさに、継続は力なりということだと思うんですね。

目次

第一章　呼吸が変われば全てが変わる

第二章　姿勢で笑顔を取り戻そう …… 35

第四章　あきらめないで継続するには

Chapter One

第一章

呼吸が変われば全てが変わる
呼吸（息遣い）を整えよう

みなさんは、ご自身の「呼吸のしかた」を意識されたことがあるでしょうか?

呼吸には、意識しなくても行なわれる「不随意運動」と、意識的に行なうことができて、一時的に止めることができる「随意運動」があります。

脳の中にある大脳皮質というところから、呼吸中枢に様々な情報を伝えています。

たとえば、激しく運動したり、高熱が出た時には、体温を調節する機能として、ハアハアと口呼吸となり、息が荒くなりますね。これは酸素を大量に取り入れようとするからだの機能なのです。

人が口呼吸をする時というのは、病気や疲れた時だけでなく、「ため息」をつく時や、怒っている時もそうですね。基本的に「異常事態」の時が口呼吸です。本来は、鼻で呼吸するのが基本なのです。

普段から口呼吸を続けてしまっている方はいらっしゃいませんか?

私自身、中学生の頃に風邪が長引き、副鼻腔炎(蓄膿症)の手術を受けました。

当時の手術は、歯茎から鼻に向かって穴をあけるのですが、麻酔をしていても金槌の音が頭蓋骨に響いて、とても怖い思いをしたのを覚えております。

学習や習いことなど集中できないのは,落ち着きのない性格のせいなのかなと思っておりましたが、鼻が通り、鼻呼吸ができるようになると、気分も軽やかになり、よく集中できるようになり、驚いたことを覚えています。


まずは「鼻呼吸」を心がけてみてください。

深呼吸をしてみましょう。

その時に、口ではなく、鼻だけで呼吸をしてみましょう。

口での呼吸は、のどに直接、外気を触れさせることになり、細菌が侵入しやすくなります。

一方、鼻で呼吸すると、細菌に対して二段階の防御がされるそうです。

まず鼻毛で第1防御、副鼻腔の腺毛のはたらきで異物を体外へと排出し第2防御ができるとのことです。

お口を閉じて鼻呼吸が難しい方は、耳鼻科での検査をお勧めします。

吐く息と、吸う息の持つ力を意識的に感じることが《メンテナンスストレッチ》の第一歩です。

★鼻呼吸することで、姿勢もスタイルもよくなる

《メンテナンスストレッチ》では、「肺胞」の一つ一つを膨らませるくらいのイメージで、鼻でゆっくりと吸ってくださいと言っています。

肺胞というのは、肺の中の小さな空気の袋ですね。それがブドウの房のように、たくさん寄り集まることで、肺ができているわけです。

鼻でゆっくりと息を吸うと、はじめの息は浅いのですが、ゆっくり吸って、ゆっくり吐くということを繰り返していると、徐々に肺胞が膨らんでいく、たくさん吸えば、たくさん吐ける、というイメージを持ってみましょう。

たくさん吐くということは、お腹をへこませることができるということです。

お腹をへこませて、背筋を伸ばしてみましょう。

まるで、ガードルを着用しているような感覚になります。

逆に、口呼吸をすると、お腹もゆるみますし、背骨も丸くなってしまいます。

まずは、鼻呼吸を心がけること。

鼻で呼吸をすることで、連動して姿勢がよくなり、スタイルもよくなる。

さらに、最近「アンガーマネジメント」と言って、自分の怒りをコントロールする技術がありますが、その中でも「呼吸」の重要性が言われていますね。怒りそうになったら、まず5、6秒深呼吸してみるというのがその第一歩だそうですが、怒りだけでなく、哀しみや不安など、ネガティブな感情を抑えるために重要な要素です。マイナスの感情はからだにも大きな影響を与え、不調をもたらしますから、いかに呼吸が重要かということがおわかりだと思います。

自分のからだを整える第一歩が、鼻呼吸なのです。

★呼吸のチェック

① 仰向けに横になり鼻だけでゆっくりと息を吐き、ゆっくりと鼻で吸う。

3カウント位から初めて、徐々に長くしていく。（8カウント位まで）。

肺の中の空気が入れ替わるイメージで行います。

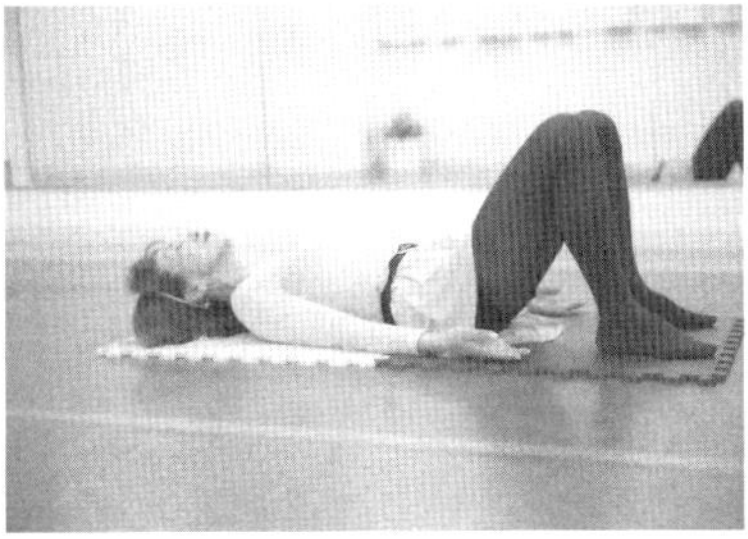

②肺の隅々まで息が吸えるようなイメージになったら、口から細く長く吐く。
お腹がペチャンコになるくらい息を吐き切り、また鼻からゆっくり息を吸います。

息継ぎの時、一瞬息を止めないように、スムーズにチェンジします。
③両手をおへそ周りに置き、腹部動脈がトントンと打つのを感じるまでお腹をへこませます。
④お腹をへこませたまま、鼻からゆっくりと息を吸い、肺を膨らませます。
⑤②③④を繰り返し練習してください。
⑥口を閉じて鼻だけでの呼吸。
上向きに寝てゆっくりと鼻呼吸を繰り返し、慣れてきたらイメージとして頭蓋骨の中、脳に新鮮な酸素をもたらすようにしましょう。

横になって呼吸を練習する事で、横隔膜《おうかくまく》、肋間筋《ろっかんきん》、腹筋群《ふっきんぐん》、骨盤底筋群《こつばんていきんぐん》などの呼吸筋を意識できるようになります。

ゆっくりとした呼吸は自律神経の「副交感神経」と「交感神経」のバランスも整えます。

筋肉がバランスよく使えてくると、呼吸もバランスよく使えてくるという感覚です。

日頃、息が荒い、息が詰まる、肩で息する等のお悩みがある方は鼻での深呼吸をおすすめします。

イライラすることや、腹が立つことなどが多い方は、体内のストレスを吐き出すイメージで、長く呼吸する練習をはじめてください。

ストレッチをしていても、筋肉の伸びを感じるまで気長に待てないのは、息が続かないからです。

途中で喉を閉じることなく、穏やかな呼吸ができるように、呼吸の練習をしましょう。

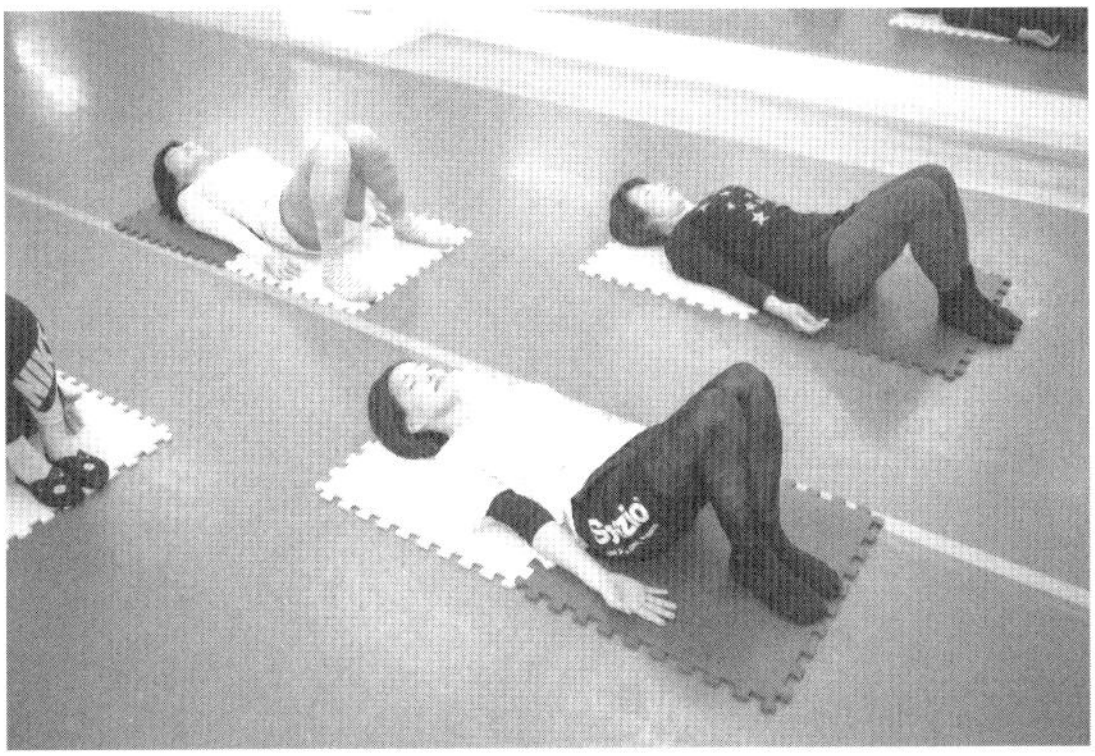

《メンテナンスストレッチ》を
やってみよう！

①

1 ほぐしの準備

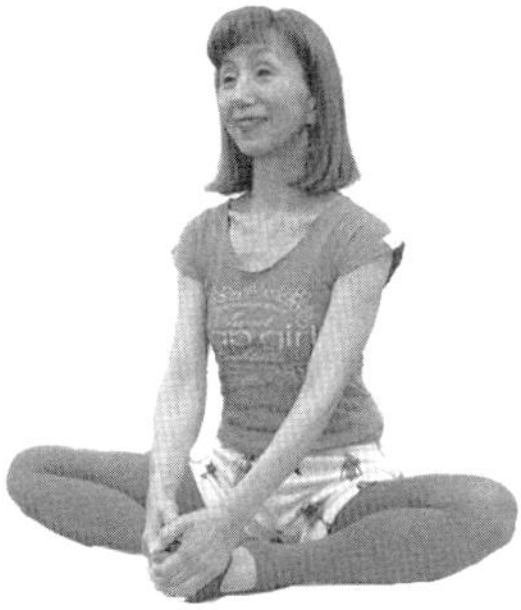

① 足の裏を合わせて、
ヒザをパタパタさせます。
鼠径部《そけいぶ》、太もも、おしり
まわりをほぐします。

② カラダを左右に。

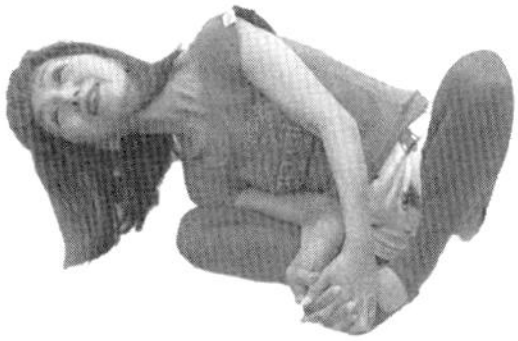

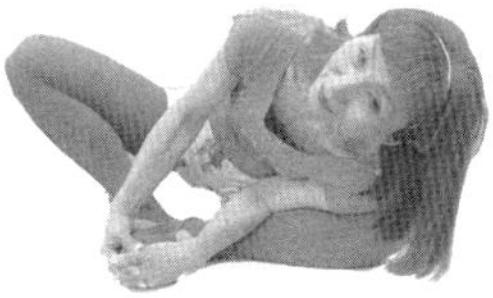

肩をヒザの上に。カラダの筋肉を目覚めさせます。
これからストレッチを始めるよ～と
カラダに教える感じです。

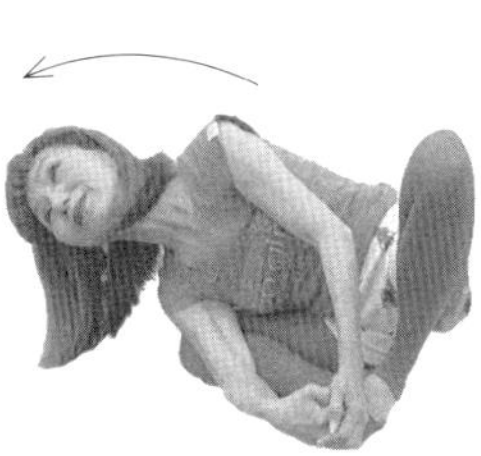

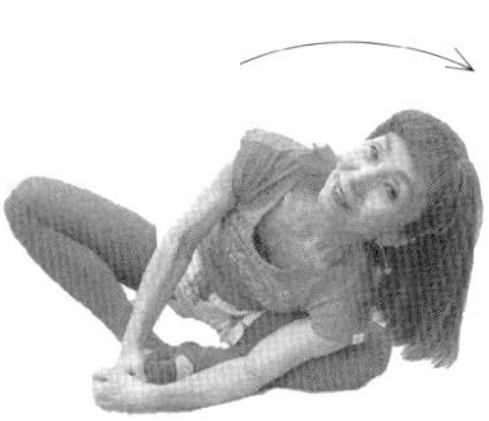

2 足をパタパタ

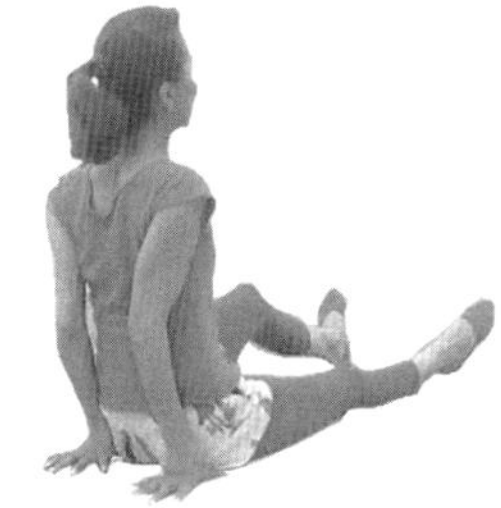

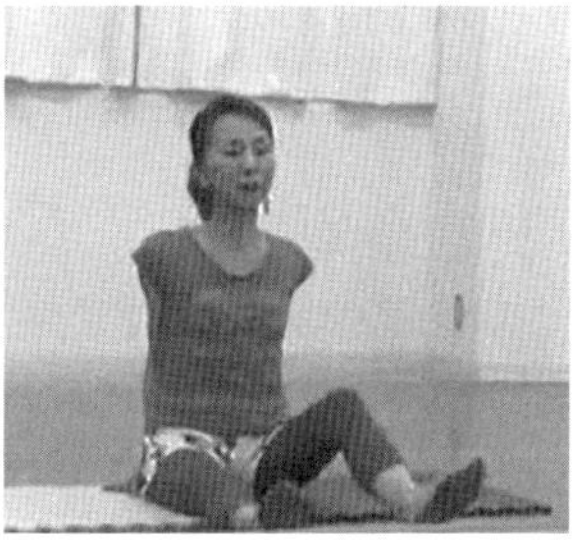

ヒザを床に当てる感じで、
パタパタさせ、開きながら５往復します。

3 足首を回すストレッチ

4パターン

①「フレックス」カカトを上に浮かします。カカトを前に押し出すように。

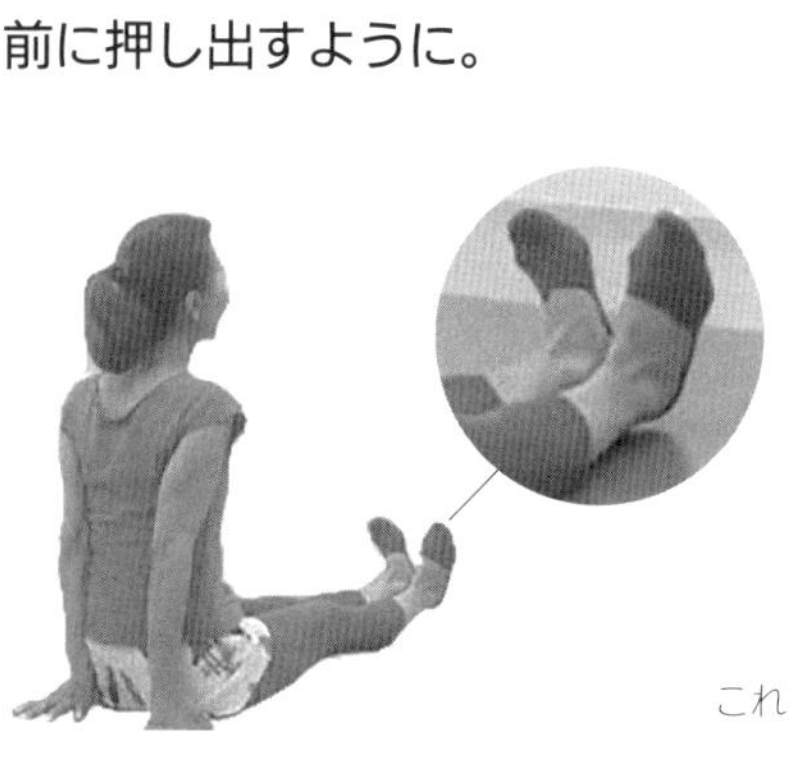

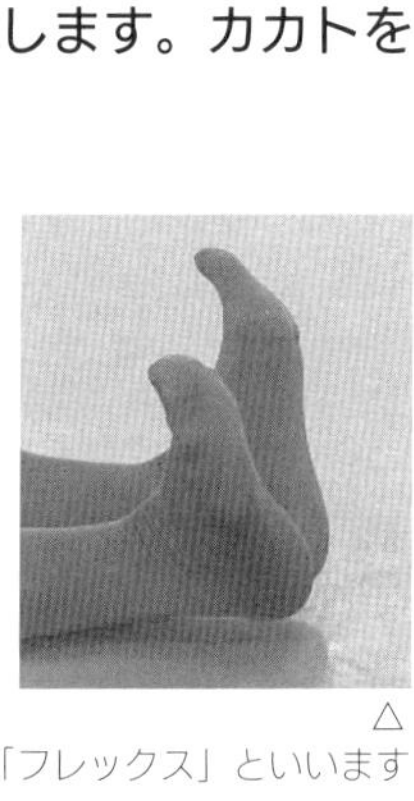

△
これを「フレックス」といいます

② カカトをくっつけて、両足の小指側面を床に。ヒザはゆるんでもかまいません。

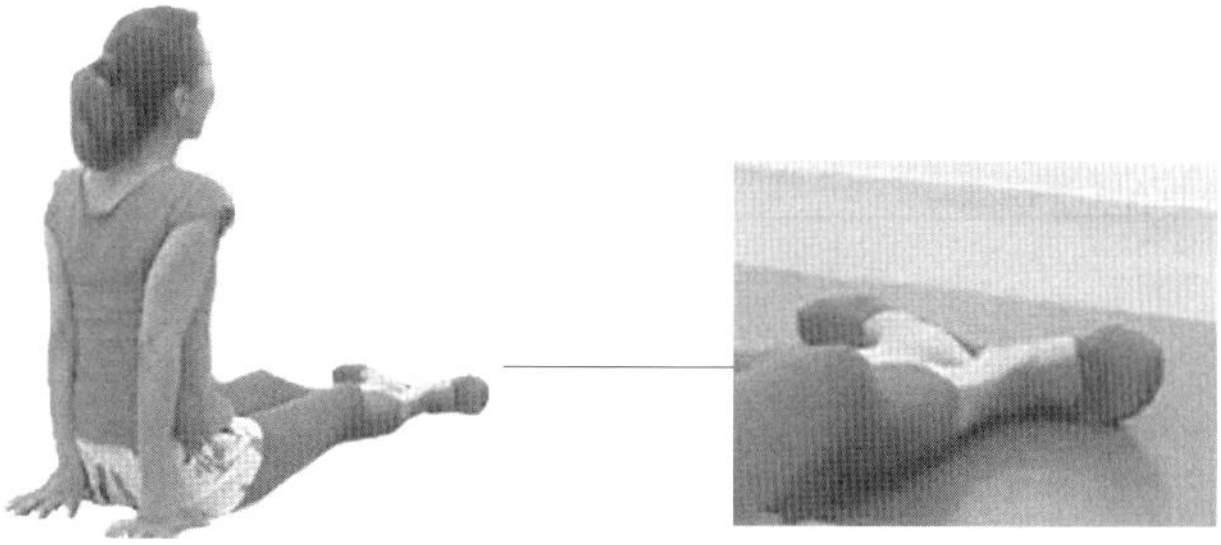

③ そのまま足の甲を伸ばします。このつま先を「ポイント」といいます。

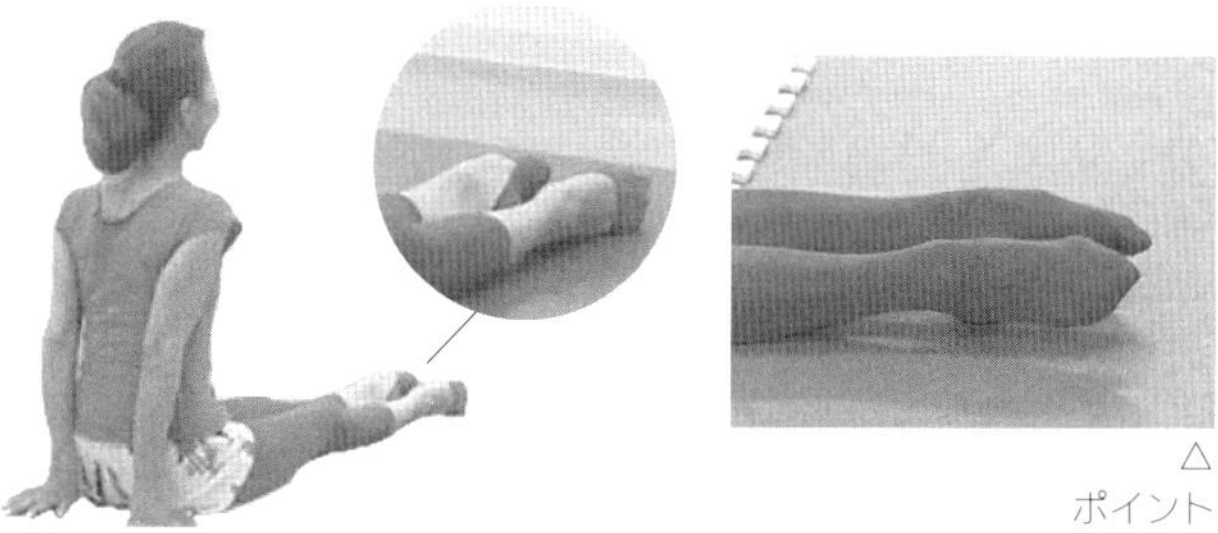

△
ポイント

④ そのままヒザをそろえます。

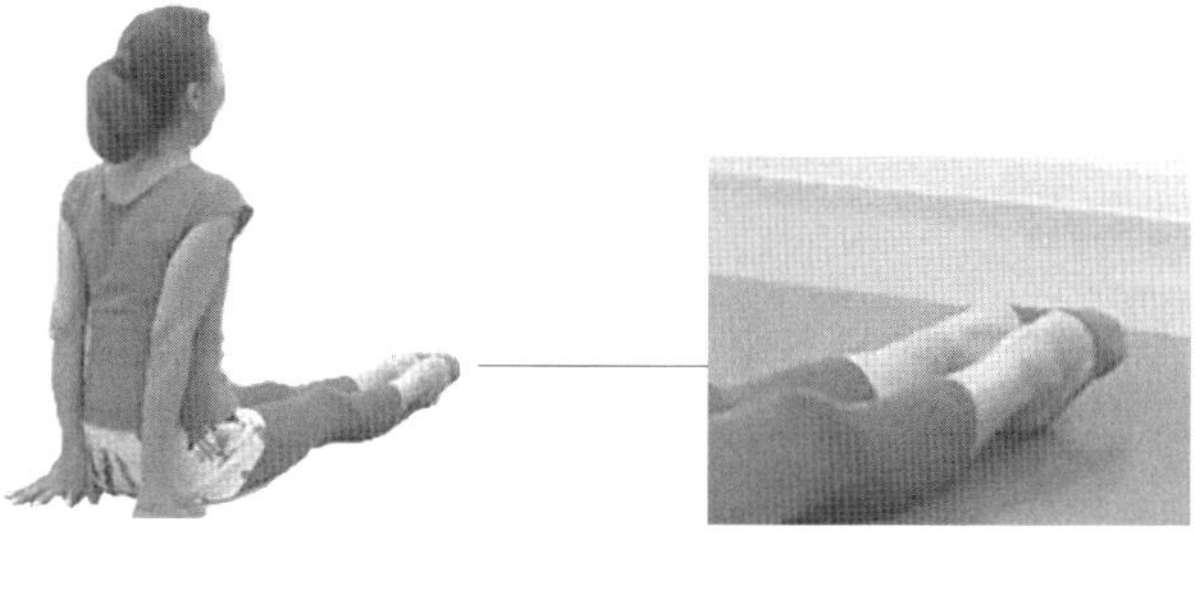

4 片足のばしでストレッチ

★これを左右両方で行います

① つま先を持ち、カカトを前へ押し上げる。
カカトからアキレス腱、ふくらはぎ、ヒザ裏、太ももの裏を伸ばしていきます（5回位)。

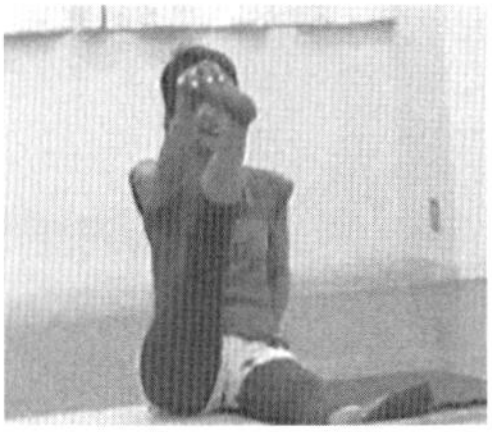
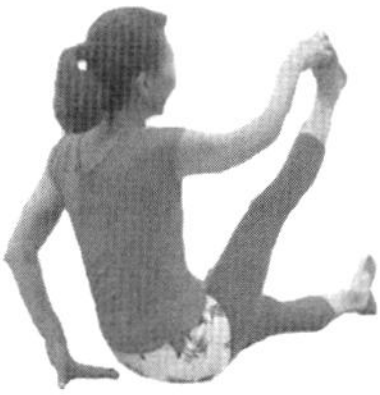

② 太ももを下から抱きます。
お腹と太ももをつけ、腰を立て、足を「フレックス」に。

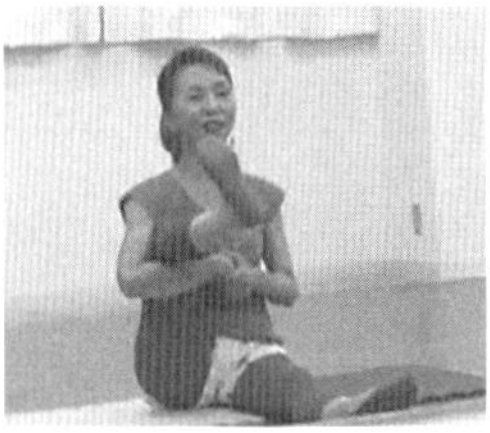
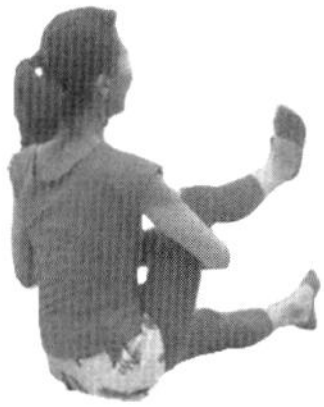

そのまま手を放し、足を上げたまま手を開いて、準備です。

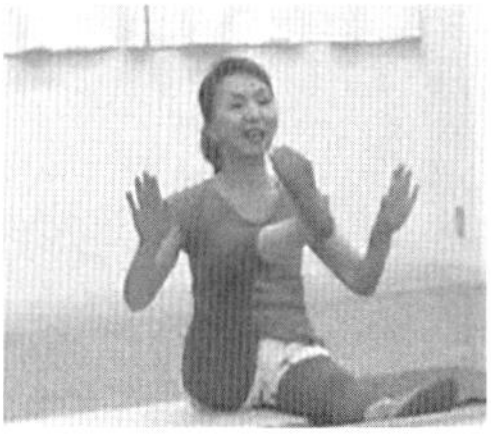
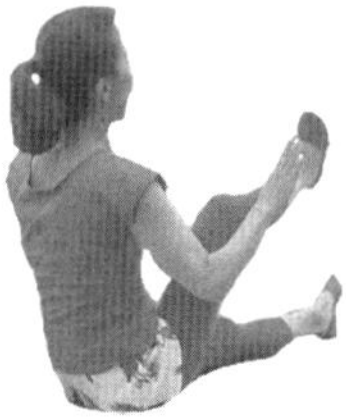

ヒジを後ろに引き寄せ、尾骶骨《びていこつ》が床についた状態から

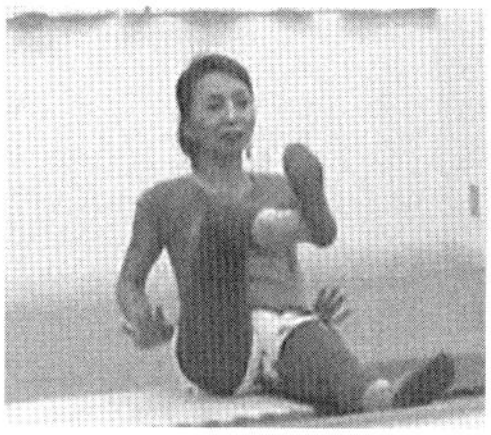

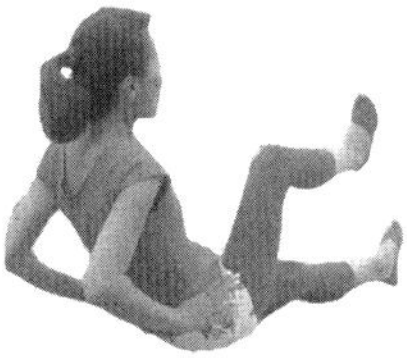

このまま手首とカカトを腰を立てるように押し出します。

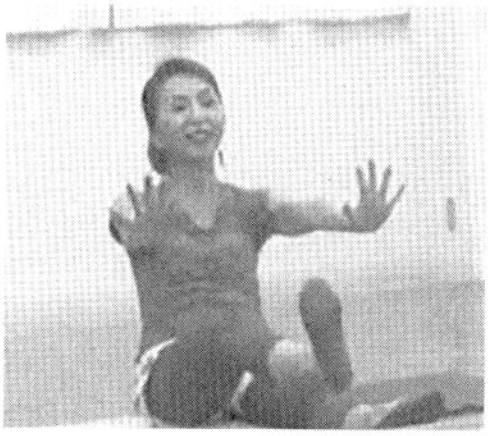

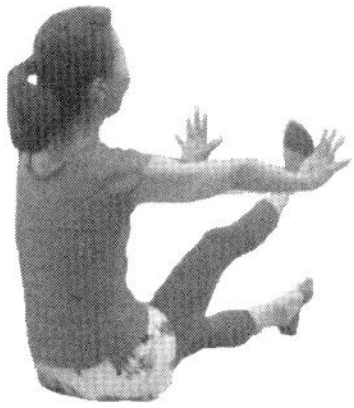

これを８回行います。

③ そのままキープし、足を上に３回上げ、１，２，３と数えながら尾骶骨を上げたままカカトを上げます。

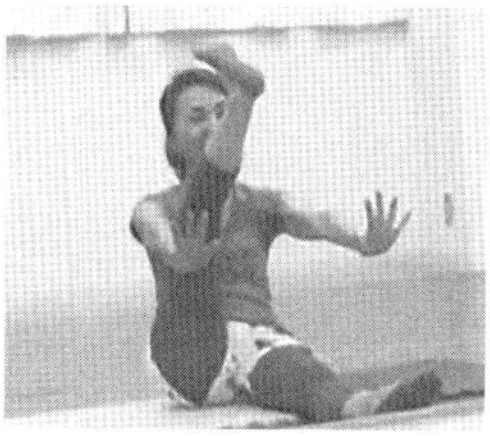

5 ヒザのプッシュアップ

★これを左右両方で行います

① 両手を前へ。ヒジを伸ばし指先をピンと開きます。
手が向こうに引っ張られている感じで。

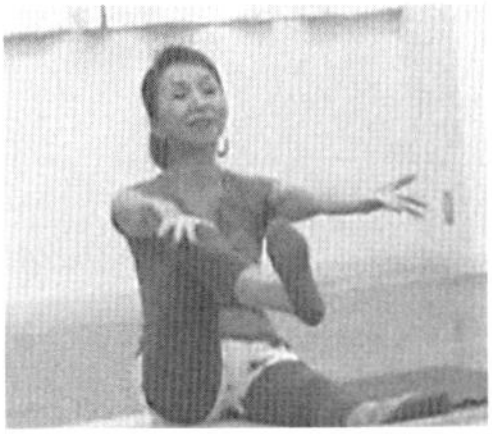

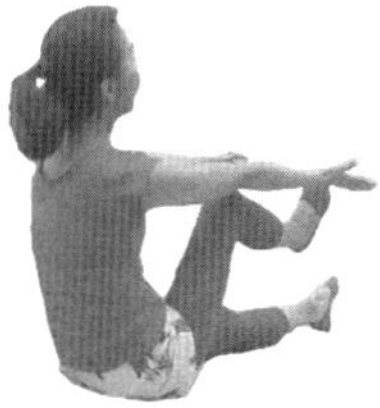

② そのままヒザを胸につけます。

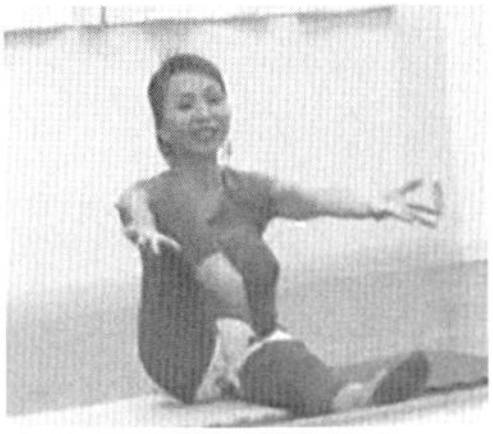

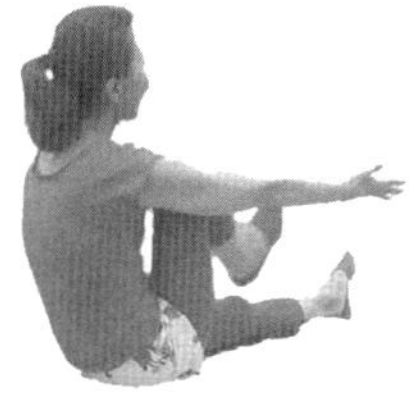

太ももを胸に引き寄せ、胸につけるを８回。
「太ももをお腹まで上げて腸腰筋を鍛えます。歩く時も太ももを上げて歩きましょう」

メンテナンスストレッチは動画で体験することができます。

Chapter Two

第二章

姿勢で笑顔を取り戻そう

●姿勢が悪いと、呼吸が悪くなる

さきほど、呼吸を整えることで、姿勢が正しくなるというお話をしました。

逆もまた然りで、姿勢が悪くなると、呼吸が悪くなるのです。

「姿勢を正しくしよう」と意識したとたん、背筋が伸びます。すると、気道も伸びます。

鼻呼吸で、肺に空気が行くと、脳にも酸素が行き渡ります。

ところが、姿勢が悪いと、気道が折れ曲がっているので、息をしようと思っても、途中で詰まってしまうんです。

最近では、ストレートネックとか、スマホネック、パソコンネックという言葉があるそうです。

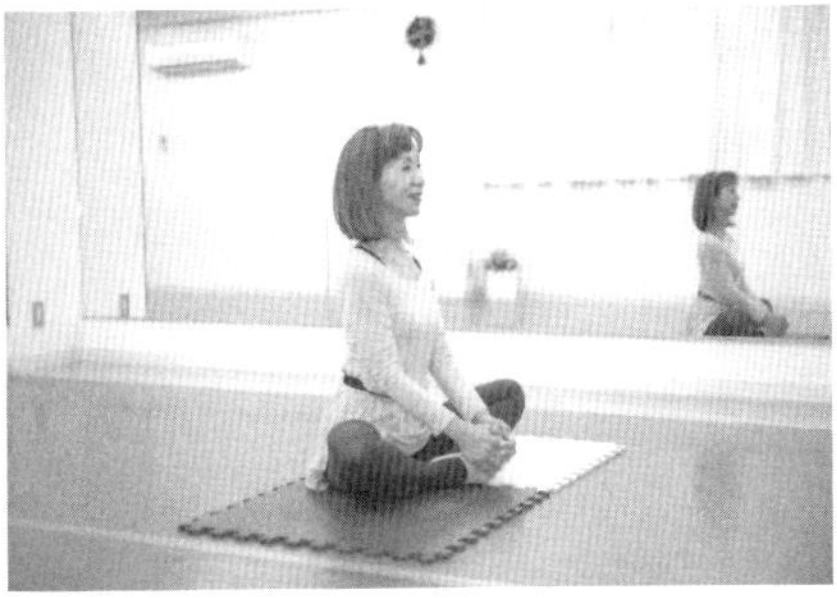

首は脳とからだを結ぶ通り道です。

頭と胸腹部は首でつながり、口から摂取した水分や食べ物を胃に送ったり、鼻から吸った空気を肺に届ける一方、酸素を含んだ動脈血を脳に運ぶ総頚動脈、二酸化炭素や老廃物を静脈血が脳から心臓に戻す内頚静脈、甲状腺、神経など、頭とからだをつなぐ重要なパイプが何本も通っています。

そもそも首（頚椎）は、横から見ると7個の頚骨が、前方へゆるくカーブしています。頚椎の下にある胸椎は後ろに向くようにカーブし、腰椎は再び前へ向かうようにまがっています。

このＳ字形カーブは背骨への負担を軽減する働きがあります。

これは、６kgの重さがあるといわれる頭部を支え、胴体が動きやすくするための重要なカーブなのです。

首を前後左右に曲げたり戻したりする動きは、僧帽筋や胸鎖乳突筋、後頭筋、斜角筋群などが支えています。

ストレートネックなどの首の症状は、これらの筋肉の筋力が機能低下して、肩こり、頭痛、神経痛、自律神経障害をも引き起こしてしまいます。

姿勢は、それを保つ筋力を意識することで、改善することができます。

筋肉は脳からの指令に反応して動きますので、質の良い反応ができる筋肉作りをめざしましょう。

●座っている時「尾骶骨《びていこつ》」が床についてはいけない

尾骶骨は背骨の先端にある、しっぽの名残の骨です。

床にそのまま座った時、しっかり背筋が伸びている人は、尾骶骨は床についていません。

ところが、座椅子やソファなどで、ダラーンと背もたれに身を預けて座っている時は、尾骶骨は床についています。

背筋も伸びていません。

つまり、尾骶骨が床に着く姿勢で座っているということは、「腰

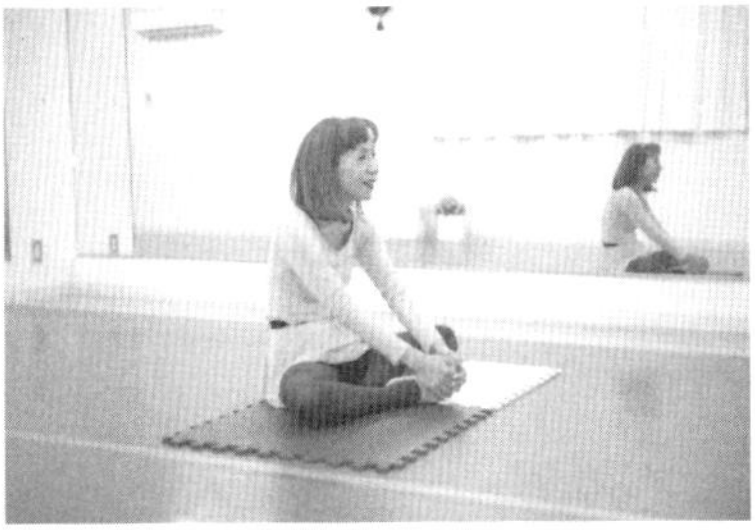

が立っていない」ということです。「腰が引けている」「腰が逃げている」ともいいます。

この姿勢では、背筋を伸ばすことができず、背中も丸くなり、猫背になってしまいます。

でも、本人は、それに気づいていないんです。

「これが自分の座り方だ」と疑うことなく座っているんですね。


この、尾骶骨が床に着く、背中が丸まった姿勢が、「クセ」になってしまうと、骨格筋、大腰筋、腸腰筋、脊柱起立筋などの姿勢を保つ筋肉が緩んでしまい、ますます重力で尾骶骨を刺激する事になります。

背骨を支える事が出来ず、徐々に尾骶骨、仙骨、骨盤、腰椎、背骨、頸椎を歪め、さらに背筋が歪んでしまいます。背筋を伸ばして座ることがしんどくなってしまいます。

悪循環です。

この背筋の緩みは、腰痛の一因でもあります。

また、集中力も思考力も低下させてしまいます。


背骨を常に伸ばしておくためには、「尾骶骨を意識する」ことです。

車を運転しているとき、パソコンに向かっているとき、自分の尾骶骨がついていないか。背もたれがあるソファーに座ってしまうと、尾骶骨はついてしまいますね。

立っているときには、尾骶骨や腰椎（脊椎の腰の部分）を支える筋肉が緩んでいることに気がつきません。座る事で初めて筋力を感じることができます。

この姿勢では、開脚は絶対にできません。

「自分はからだが硬い」と思っている人の多くが、尾骶骨が床についた「腰が逃げている」状態なのです。

その状態でからだを伸ばそうとしているので、からだが曲がらなくなっています。

背中の筋肉が緩んでしまっているのです。

そんな場合は心の中で「腰を立てましょう」と意識して、脳と背中の筋肉をつなげてやるのです。

この腰の曲がった座り方が「普通」だと思ってしまえば、ずっとこのまま。常に「腰を立てましょう」というのを、意識する必要があります。

そのためには、まず尾骶骨を引き上げる筋力をつけましょう。

●座る姿勢（座位）で使える筋肉チェック

まずは、座る姿勢（座位）で使えている筋肉をチェックしてみましょう。

①長座（二脚を前に伸ばしてフロアに座る）

1 膝裏が曲がっていないか？
2 尾骶骨が床についていないか？
3 つま先に手が届いているか？
4 猫背になったり、腰が引けていないか？

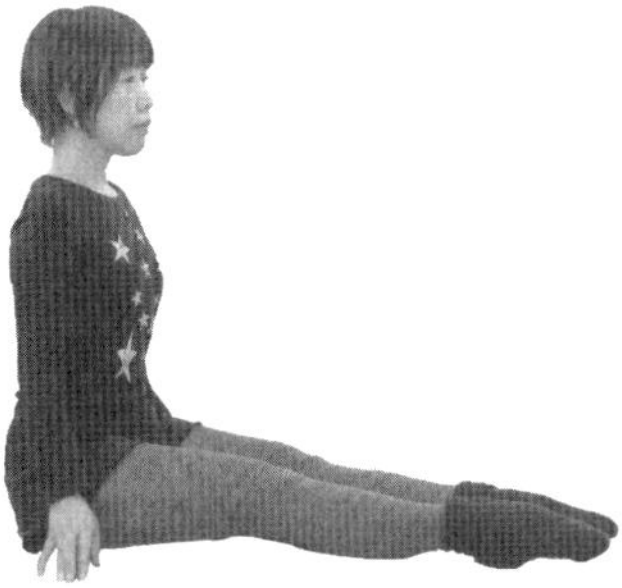

○ 長座

② 体育座り（三角座り）

1 尾骶骨が床についていないか？
2 猫背になったり、腰が引けていないか？

③ 安座（胡坐　あぐら）

1 外くるぶしが床についているか？
2 尾骶骨が床についていないか？
3 猫背になったり、腰が引けたりしていないか？
4 頭部が前につき出してしまう？

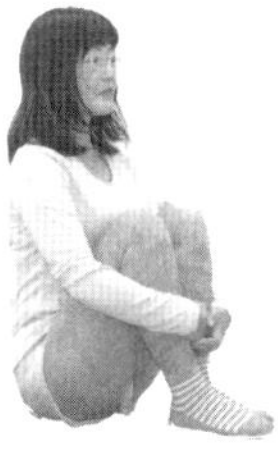

○ 体育座り 姿勢がよい

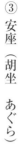

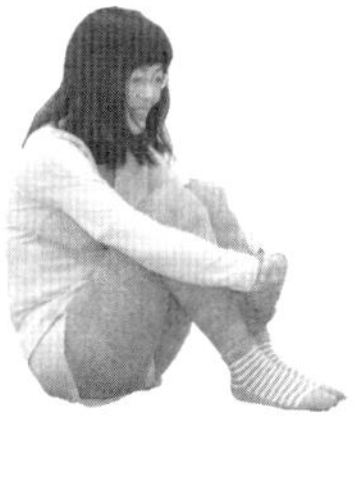

× 体育座り 姿勢が悪い

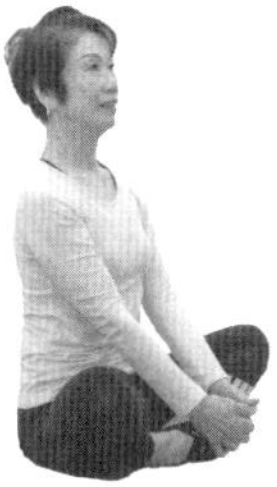

○ 安座 姿勢がよい

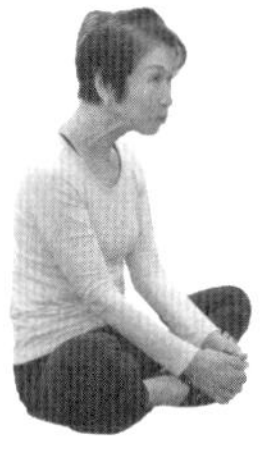

× 安座 姿勢が悪い

④ 開脚（足を開きのばす）

1 ヒザ裏が曲がっていないか？

2 尾骶骨が床についていないか？

3 猫背になったり、腰が引けたりしていないか？

4 お尻の後ろに手を着けないと倒れてしまわないか？

⑤ 正座

1 ヒザからつま先まで伸ばせているか？

2 足の甲が伸ばせているか？

3 カカトとカカトをくっつけて座れているか？

4 正座が出来ているか？

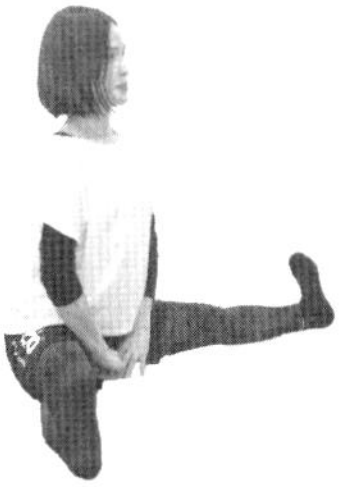

○ 開脚 姿勢が良い

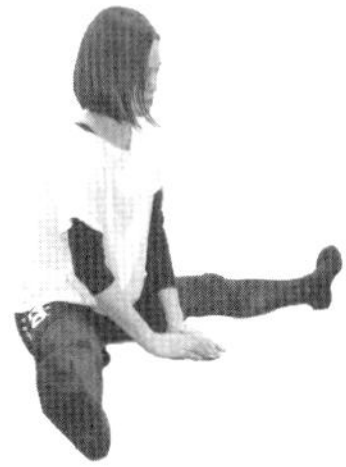

× 開脚 姿勢が悪い

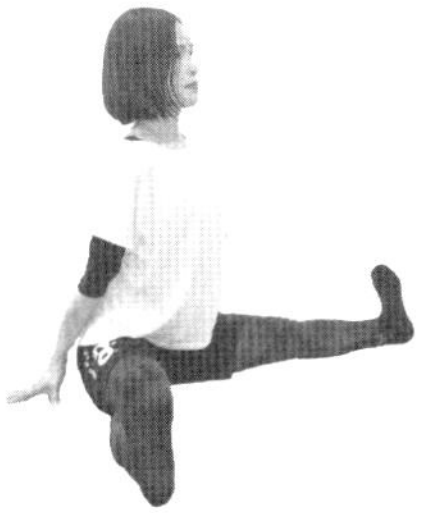

× 開脚 手を着けないと倒れてしまう

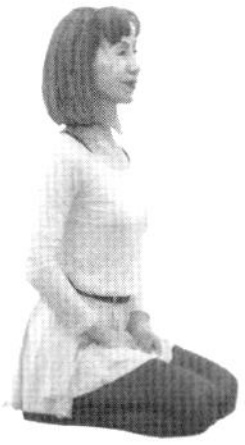

○ 正座 背筋が伸びている

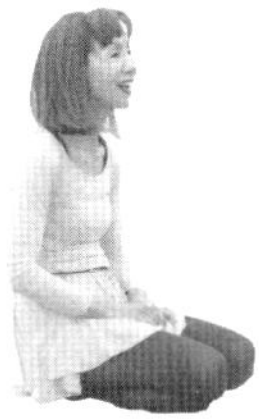

× 正座 背筋が曲がっている

●「三角座り」で尾骶骨を引き上げる

　正座しているときは、背中が緩んでいても尾骶骨は床からの刺激を感じませんが、体育の時間にやった「三角座り」（体育座り）をすると、腰が引けている人は尾骶骨が床についている状態になっています。

　腰を後傾させることが習慣になってしまっているため、腹筋力が低下してしまっているのです。

　丸く緩めた背骨で、顎《あご》をあげて先生のお話を長時間聴いていると、尾骶骨は下からの圧迫を受け続けることになります。

　三角座りをして、尾骶骨を引き上げて見てください。

　すると腹筋力、体肢筋が使えるので、先ほど挙げた、「姿勢を保つ筋肉」がつながるのを意識することができます。

　足を伸ばす「長座」の時、足を開く「開脚」の時はもちろん、普段の生活の中で座る時にも、尾骶骨を引き上げ、背筋を伸ばす事を心がけてください。

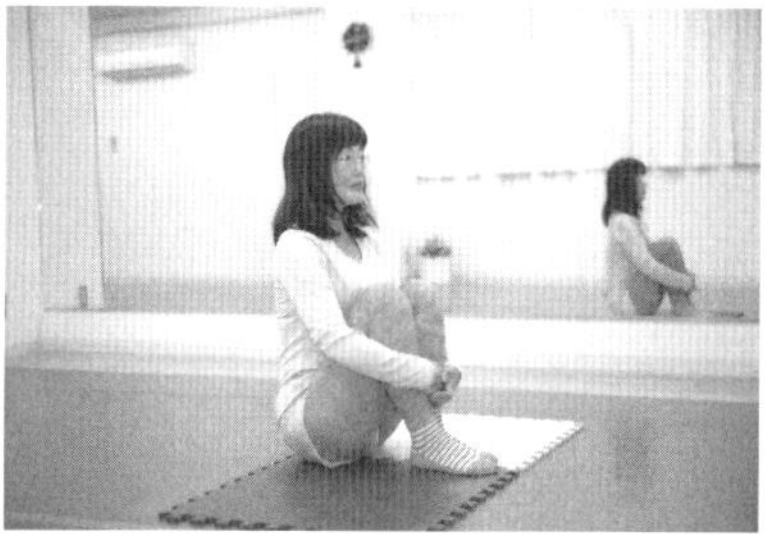

《メンテナンスストレッチ》でどんな座り方をしても、尾骶骨を床につけないことを意識しながら筋力アップを進めていきましょう。

そして、日常生活の中でも姿勢と筋肉を意識しましょう。

姿勢を支える筋肉がついてきたら、くつろいでいる時にも、姿勢を意識するようになってきます。

姿勢を意識できていない時は、筋力をゆるめたまま、腕もダラーンとぶら下げて歩いてしまいます。

これらは、すべて、姿勢を保つ筋力が低下していることが原因です。

からだを重たくして、痛みや病気のもとを作り出してしまうんです。

●からだのバランスを《シンメトリー》（左右対称）に保つ

長年使ってきた自分のからだは、生活習慣やからだの使いグセによって、自分でも気づかないうちに歪んでいます。

たとえば、安全な場所で目を閉じてまっすぐ5メートル歩いてみましょう。

ほとんどの人が、まっすぐに歩くことができません。

目を開けると、センターラインから外れてしまっていることに驚くことでしょう。

あるいは、目をつぶって、一分間、その場で足踏みをしてみてください。目を開けると、とんでもないところに移動していることに驚くと思います。

左右の足運びや脚力、骨盤の位置、足裏使い癖など、少し違うだけで、左右にそれてしまうのです。

目を開けたまま歩いても、ラインを外さないで歩くとよろめいてしまう方もいます。

これもからだの「使いグセ」です。

《メンテナンスストレッチ》で筋肉のアンバランスを少しずつ戻しましょう。

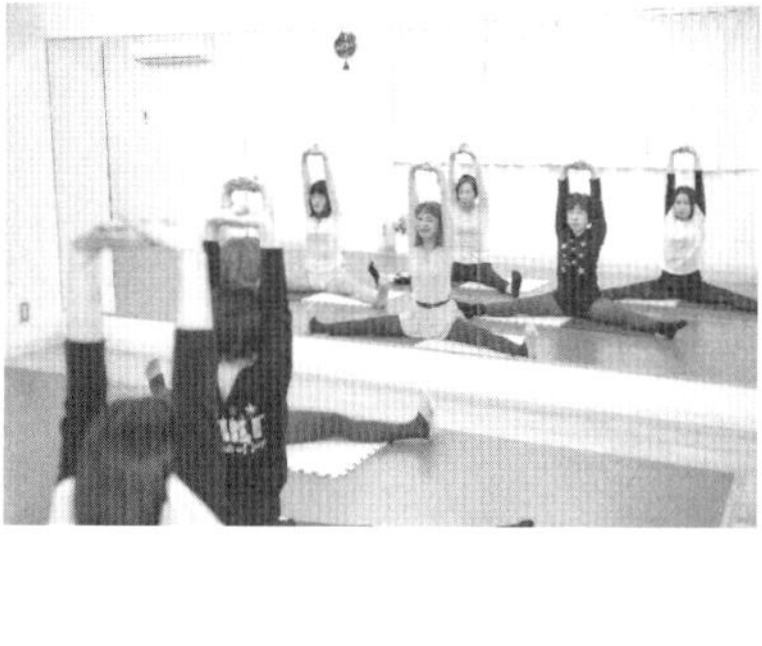

鏡に向かって、左右の肩の高さの違いや膝《ひざ》の向きなど、からだの可動域や筋力を左右対称（シンメトリー）に育てましょう。

とは言っても、一朝一夕でもとに戻るわけではありません。

また、一度戻ったからといって、同じような生活をしていては、また歪んでしまいます。

継続し、日々メンテナンスを続けていくことが大事ということなんですね。

●まずは一通り《メンテナンスストレッチ》をやってみましょう

いきなり、「腰が悪いから腰をひねろう」とか、無理なストレッチをすると、余計に悪くしたりします。

ゆっくり、順番に、バランスよく筋肉が使えるように、《メンテナンスストレッチ》を一通りやってみてください。

もちろん、普段使わない筋肉をストレッチすると、痛いことがあります。

でも、痛いから、怖いからといって、それをやらなければそれまで。

焦らず、できることを、慣れるまでやればいいのです。

慣れてきて、一つの筋肉が伸びるようになってくると、「ここが伸びていないな」と、また違う筋肉の引っ張りを感じることができるようになり、そこを意識的にメンテナンスできるようになるわけです。

そういうふうに、筋肉を感じてもらえれば、筋肉の流れや、筋肉同士のつながりなどがわかってきます。

一つの筋肉が動く時に他の筋肉がサポートしてくれる、ということが自分の中で理解できてくるんです。


人間のからだはもともとシンメトリーです。

「使いグセ」がついているままでも生きていくことはできますが、どこかに負担がかかってしまい、やがてそれが痛みや故障、病気につながるわけです。

歪んだからだをシンメトリーに治すための筋肉はどこにあるのかというと、その反対側にあると思ってください。

たとえば、開脚するときには、片方に負担をかけていると、反対側が痛くなったりします。《メンテナンスストレッチ》だけでなく、普段の生活の中でも、シンメトリー（左右対称）を心がけるようにしましょう。

●姿勢筋は笑顔を取り戻す

しばらく《メンテナンスストレッチ》のレッスンを続けると、町を歩いている時に、パッと鏡やガラスに映った時にも、姿勢が気になるようになります。

姿勢が正しくなると、顔は自然と上を向くことになります。逆に、姿勢が悪いと下向きになり、地面ばかり見て歩くことになります。そうなると、気分もネガティブになり、嫌なことしか見えてきません。

姿勢を整えて、笑顔を保ちましょう。

自分が笑顔になると、それを見た人も笑顔になります。

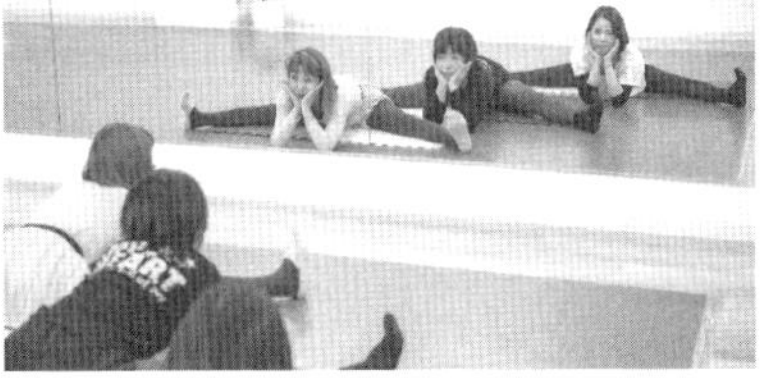

それは周囲の人にとっても、幸せなことですね。

《メンテナンスストレッチ》のレッスンも、雑談しながら、コミュニケーションをとりながら行うようにしています。そうすると、自然に笑顔になるんですよね。

10数年続けていらっしゃる生徒さまの中には、私から元気をもらっていると言ってくださる方がいらっしゃいますが、逆に私もその方々から元気をいただいているわけです。

《メンテナンスストレッチ》を
やってみよう！

②

6 横片足伸ばし(フレックスとポイントを交互に)

★これを左右両方で行います

① 片足を伸ばし、反対の足のカカトをつかみます。

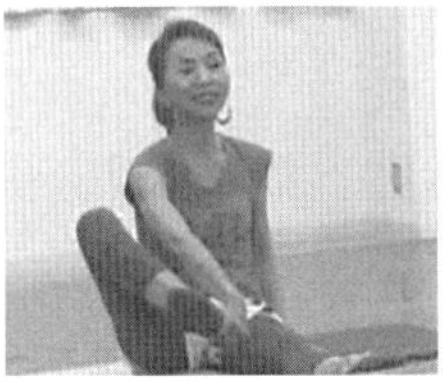
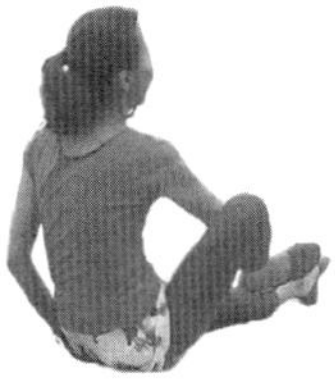

そのまま片足を伸ばします。

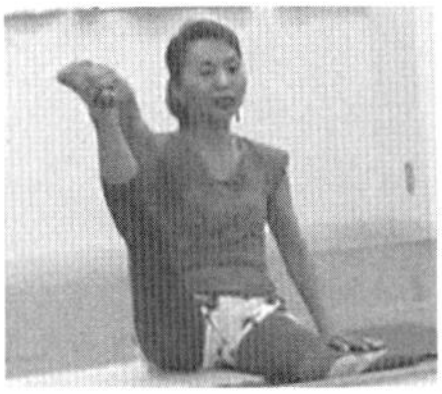
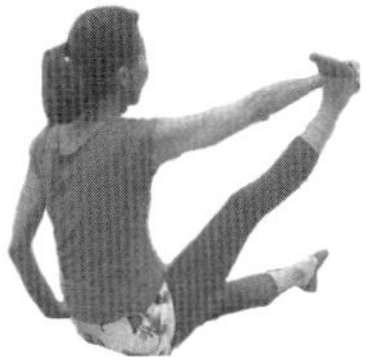

② 曲げて伸ばしてを何度も繰り返します。

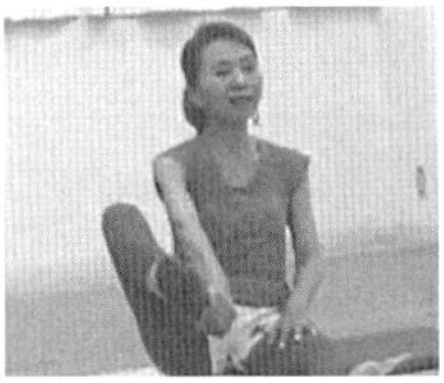
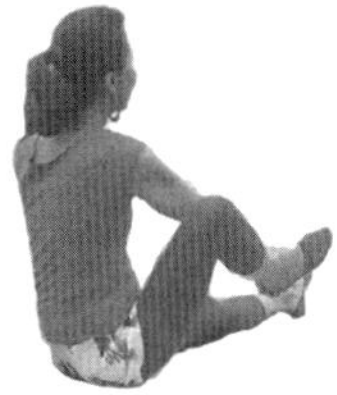

③ そのまま足を横に開きます。

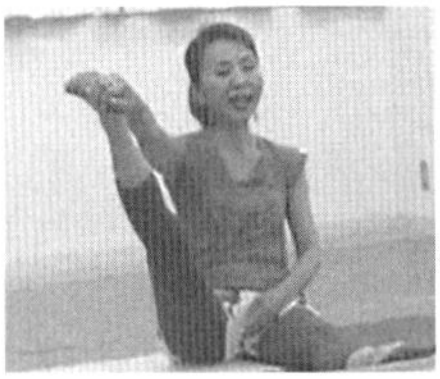

上げたまま１０カウントキープ。太ももとお腹の力を感じます。

「背中が曲がらないように気をつけましょう」。

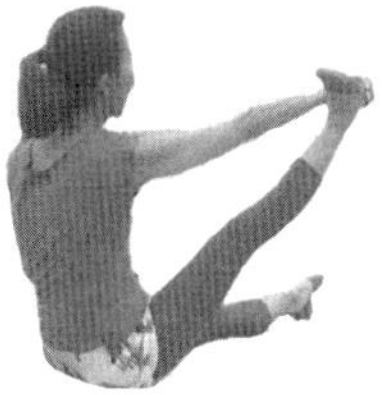

7 カカトで手のひらを「タッチ」

★これを左右両方で行います

① 片足を伸ばし、反対の足を、つま先を伸ばした「ポイント」の形にして、手のひらの上にカカトをのせます。

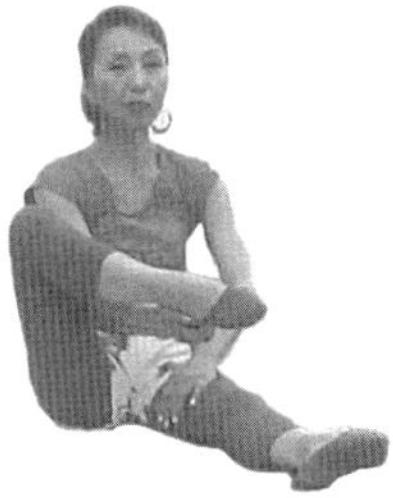

② カカトを上げて、拍手するように再び手のひらにタッチします。

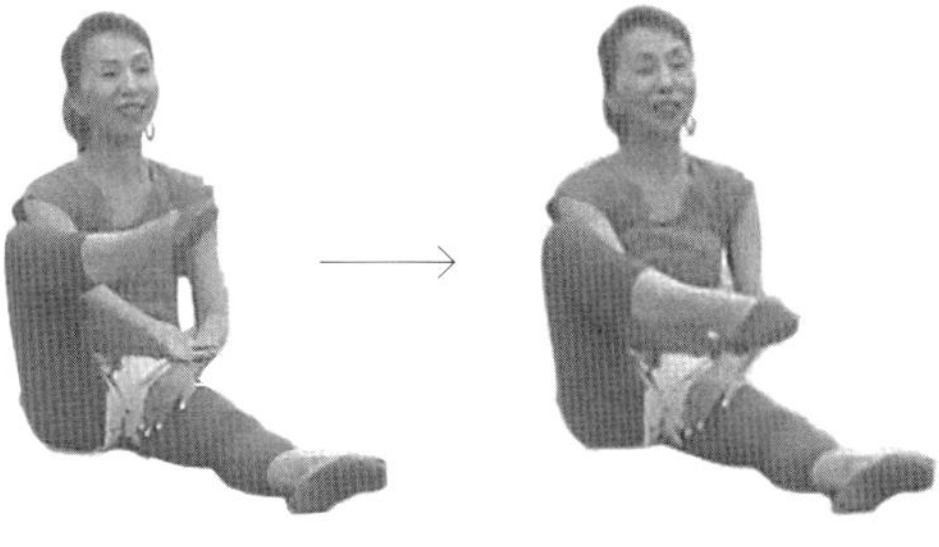

③ これを 10 回繰り返します。

④ 同じことを、今度はテンポを上げて 10 回繰り返します。つま先を伸ばす力を感じます。

8 片足伸ばしから、足のあげおろし

★これを左右両方で行います

①（7から）両手を足から放し、反対側の太ももの上に置きます。

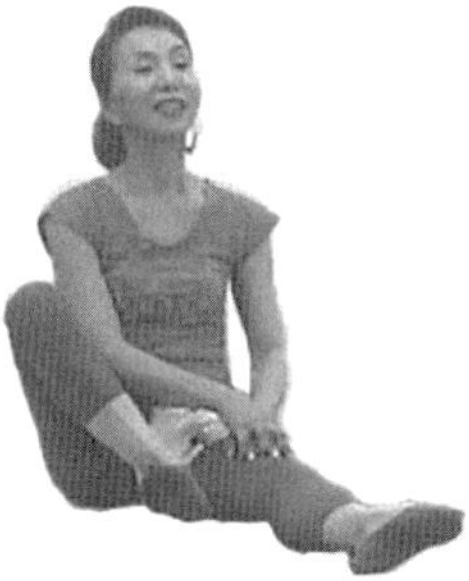

② 足を伸ばし、「フレックス」にして上へ、もち上げます。

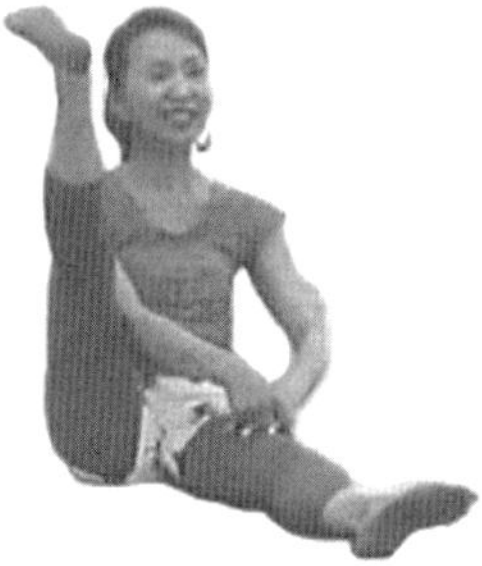

③ 上げた状態から、「さらに上へ」と意識して上げます。できれば、5回挑戦してみましょう。背骨をまっすぐ、腰が逃げないように。

9 片足を伸ばしから、足をゆっくり下げていく

★これを左右両方で行います

① 足の先を「ポイント」した状態で、両手でカカトを掴み、

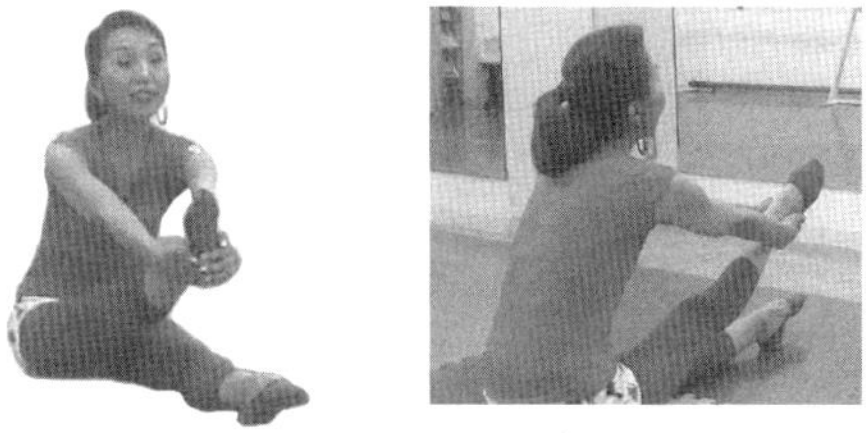

足を伸ばしたまま上へ。

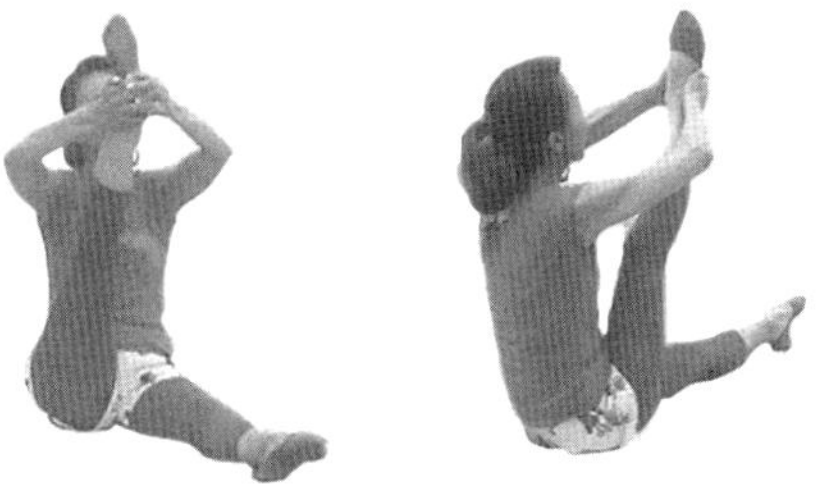

尾骶骨を床につけないように背筋を伸ばしたままです。

② 手を放し、足をゆっくり太ももと腹筋を感じながら下ろしていきます。

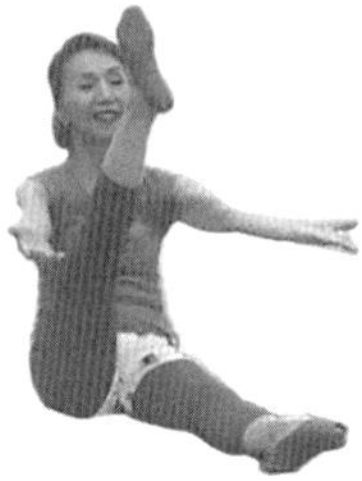

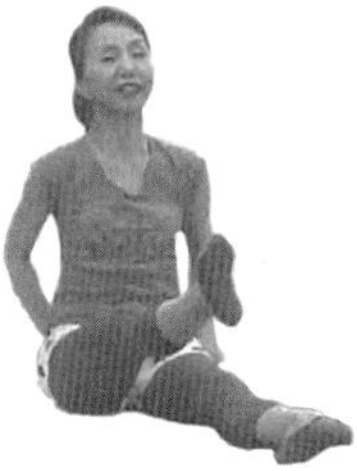

腰を立てて、背骨を立てて、ゆっくり下ろしていきます。

10 片足伸ばしからの前屈

★これを左右両方で行います

① 片足を延ばし、反対の足を内ももにつけます。 手はお尻の横に置きます。

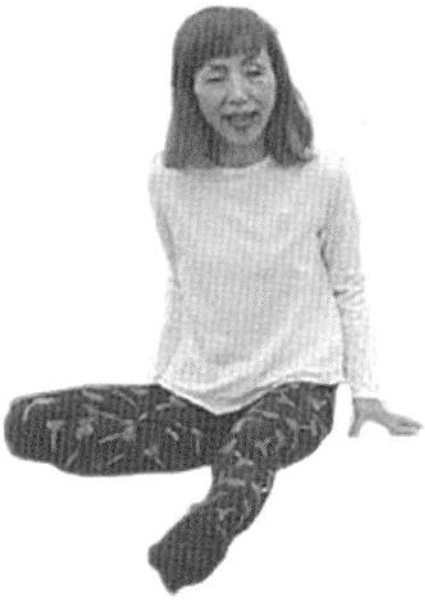

② 手を伸ばしてお尻を浮かせ、骨盤を上げます。

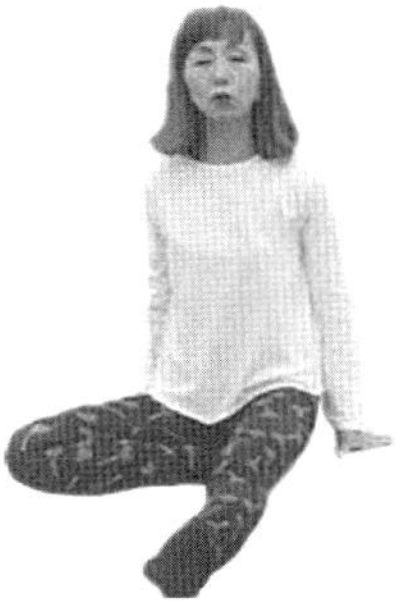

③ 手を上に「ぴーん」と伸ばします。

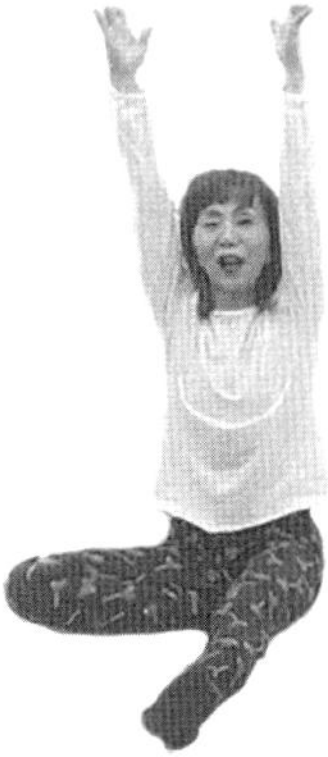

④「ぴーん」と伸ばしたまま手を前に。できるだけ遠くに手をつけてください。

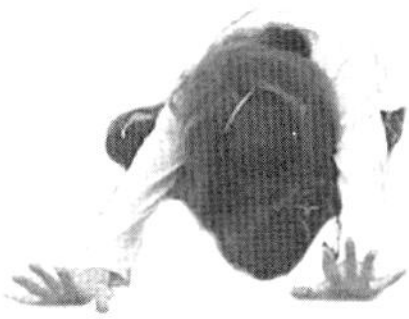

⑤ 手を大きく広げ、「親指と小指を離す」イメージで指を開きます。「手首を向こうへ」というイメージで、手をさらに前へ、伸ばします。

⑥ 戻します。

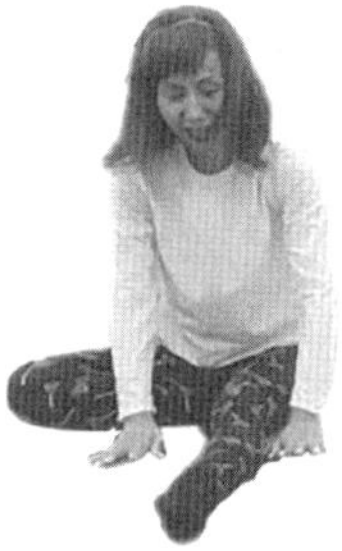

⑦ 上の③〜⑥を何度も回繰り返します。

⑧ ラストは顔を上げ、あごを前に出しながら、背筋をのばしたまま、元の姿勢に戻ります。

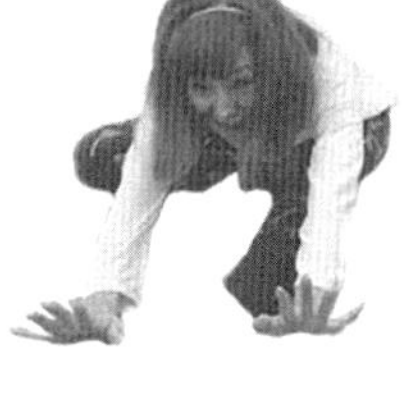

『痛い』というのが『伸び』です。痛い部分、伸びにくい、かたい部分を感じながら行います。太もも裏、ヒザ裏、うで、おしりが伸びるのを感じます。

《メンテナンスストレッチの効果》

生徒の皆さまから、
いただいた感想をリストアップしました。

姿勢のゆがみや使いグセ（使い忘れ）で起こる不調

腰痛　首や肩のこり　四十肩　座骨神経痛

手根管症候群　膝の痛み　頭痛　生理痛　息苦しさ

冷え性　便秘　下痢　外反母趾

慢性疲労　免疫力低下　むくみ　だるさ

集中力低下　肌荒れ　足底筋膜炎

つまずき易い　間欠性跛行　睡眠不足　血行不良

眼精疲労　乳がん手術による筋肉委縮

脊柱管狭窄　すべり症　リウマチ

※効果は個人の感想によるものです。また、効果には個人差があります。

メンテナンスストレッチは動画で体験することができます。

Chapter Three

第三章

筋肉の伸縮が血液とリンパを流す

●生きる「活力」とは「筋肉の力」

では、具体的に「からだを整える」というのは、どういうことなのでしょうか。

人間のからだには骨があります。骨によって形作られた「骨組み」にしたがって、筋肉がついています。

そして、筋肉を伸縮させることで、からだが動きます。

つまり、からだを動かす力とは筋肉の力で、その伸びたり、縮んだりするところから生まれるのが人体に宿る「活力」だということです。

骨格の中にはさまざまな内臓が収まっています。

胸にある心臓がポンプとなって、全身の動脈に血を押し出しています。

からだ中をめぐるのは血液だけではありません。

リンパというのはよく聞く名前だと思います。簡単に言うと、体の外からの異物を排除す

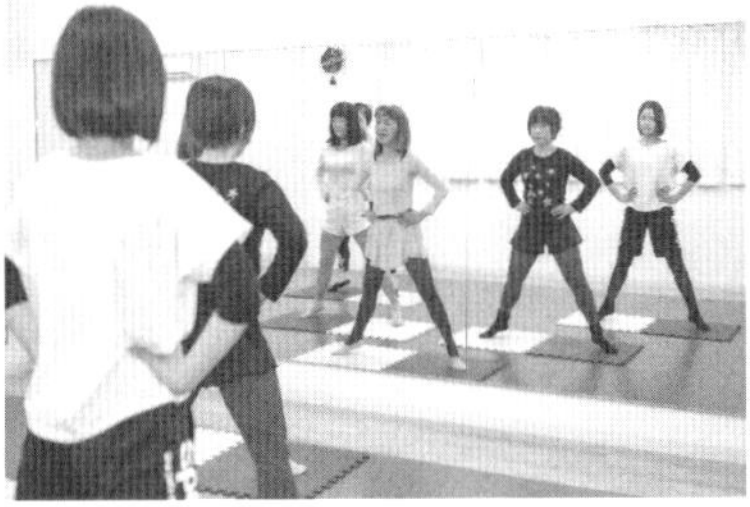

る免疫機能と、体内の老廃物を除去する排泄機能を持っています。

つまり、「メンテナンス」部隊というわけです。

リンパは筋肉を動かさないことには動きません。

筋肉が伸びたり縮んだりすることで、血液やリンパの流れを促します。

何度もいいますが、からだについた「クセ」を戻し、からだのズレを修正して、バランスのよいからだにするには、筋肉を動かすことが大事なんです。

●ゆっくり、ゆったり、使い勝手のよい筋肉に変えていく

とはいえ、急に激しい運動をする必要はありません、いままであまり運動をしていなかった人が、いきなり激しい運動をしてしまうと、思いがけないケガにつながることが少なくありません。

たとえば、「ふくらはぎ」を伸ばすような運動をするためには、アキレス腱の周りの筋肉も柔らかくないと、アキレス腱が切れてしまったりします。

筋肉は端の方は細くて、真ん中は太くなっています。関節の周囲の筋肉は細いのですが、

からだを動かしていない人は、この関節まわりの筋肉が、うまく伸び縮みできなくなる。その結果、からだ全体の動きも悪くなり、ギクシャクしてしまうんですね。

だからこそ、安全性をキープしながら、ゆっくりと伸縮させてやる必要があるんです。動こうと思っても、すぐに動けないとか、立ってもしばらく「ヒザが痛い」とか、「からだが突っ張る」といったことがでてくるんですね。

ゆるめながら、ほどきながら、伸ばしながら、使い勝手のよい筋肉に変えていく。メンテナンスストレッチの教室に通う若い方の中にも、健康の維持だけでなく、スポーツなどにも効果があるとご好評をいただいています。


日頃から、自分のからだを整えるために、まず筋肉の動きや働きを、からだを動かしながら、自分の中で「ここはこうしたら動くな」といった感覚を確認しながら、意識的に筋肉を使っていく。こうやってからだを「整える」習慣をつけていくとよいのです。

●からだの中の筋肉を意識しよう

例えば、姿勢の悪い人は背筋が曲がっている状態が「クセ」になってしまっています。
これが続くと、姿勢を保つ筋力が低下し、背筋を伸ばし続けることも難しくなってしまうのです。

「クセ」を直していくには、筋肉が固まっていたらダメです。

日頃から筋肉を意識的によく使い、伸縮性を高めて、筋肉の質が良くなれば「姿勢を正そう」と意識するだけで、筋肉が働き、背筋が伸びるようになります。

「筋肉を意識して動かす」という表現をすると、筋肉ムキムキの人が胸の筋肉を「クイッ、クイッ」と動かしたりするようなイメージを持つ方もいるようなのですが、別に「筋肉を鍛えよう」というのは、ボディビルダーのようになれということではありません。

ここでいう筋肉は「体幹」を整える「からだの中の筋肉」のことなのです。

「からだの中」の筋肉を使おうと思った場合、その部分の筋肉だけ伸ばしたり縮めたりということはできません。

筋肉は単体ではなく、他のいろんな筋肉と一緒に動いて助けてくれます。

筋肉は一つだけでは動きません。ある筋肉が動くとき、他の筋肉が補佐してくれることで、その筋肉が動くことができるのです。

私たちのからだは、筋肉同士が連動することで動くことができるんです。

たとえば、片足を上げるという動作をするときに、「意識的に筋肉を感じてみる」とわかると思います。

「この筋肉とこの筋肉はちょっと痛いけど、ここは全然痛くないな」とか、そんなふうに意識しながら動かすことで、自分のからだの筋肉がどう使われているかを感じることができるようになってきます。

これまで意識せずに歩けていたのに、知らない間につまずくことが多くなったなら、全体的には今まで通りでも、意識せずに使えていた筋肉が、知らない間に使えなくなっているのかもしれません。

●自分を救うのは自分

生徒さまの中に、「手根管症候群《しゅこんかんしょうこうぐん》」という病気で、手を3回手術した方がいらっしゃいます。

その方は、ギターを弾きながら歌うのが好きだったのですが、最初に来られた時には、手が痛くてギターも弾けなくなっていました。

そして間欠性跛行《かんけつせいはこう》もあり、腰が痺《しび》れて歩けないので、奥様と一緒にスーパーに買い物に行くのも、途中で休憩をしながらでないと歩けなかったんです。

でも、《メンテナンスストレッチ》を続けることで、ご夫婦二人でカナダに行かれるまでに回復されました。

とはいえ、何も特別なことをしているわけではありません。

筋肉が縮んだままになっているのを放っておかないで、もう一度伸びるようにストレッチして、それを継続することで、筋肉の質を上げる。

伸び縮みのよい筋肉をつくることで、筋力がアップしていき、回復していく。

何度も整形外科に行き、手術してもらったのに治らなかった方が、地道にストレッチを続けることで、動けるようになっていくんですね。

結局、自分のからだをメンテナンスするのは自分なんです。

やっぱり、筋肉が元気だと、心もからだも、生活も変わってくるんです。

お医者さまは、患者さんの生活習慣を見てくれるわけではないので、手術や治療をしても、本人の生活習慣が改まらなければ、再び悪くなってしまいます。

実際、それは仕方がないことで、お医者さま自身も、ご自分のからだを動かしていないと、実感されていないし、からだのメンテナンスの指導のしようがありません。

ストレッチを実践し、同時に生活習慣を改善して、それを継続し続けることで、はじめて、効果があるんです。

途中で無理だとあきらめてしまうと、必ず戻ってしまうので、励ましながら、一緒にやっていくのが私の役目だと思っています。

●手指と手首、ヒジ、肩、肩甲骨のつながり

普段、指先で細かい作業をしていると、指を曲げたり、握ったりする方向だけをいつも使いますので、使いグセがついてしまいます。

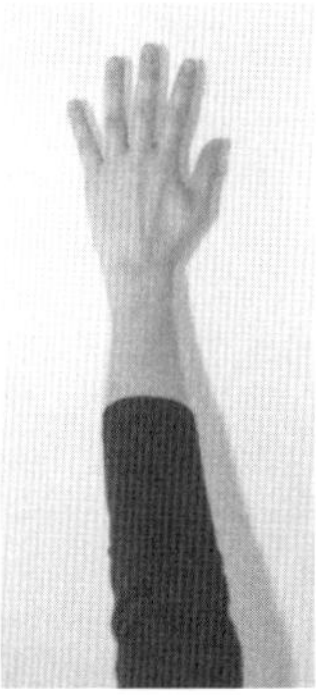

手のひらを思いきり開き、親指と小指の距離を開けるように力をいれてみましょう。

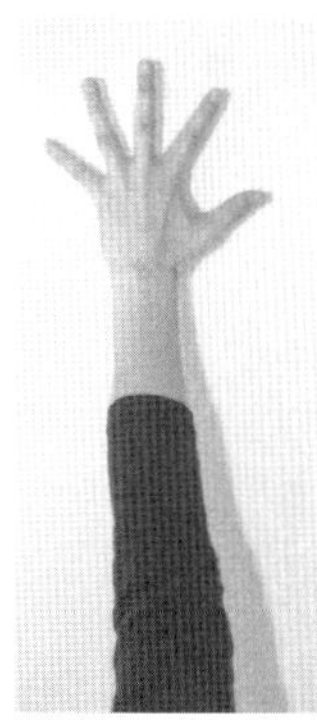

「手を曲げる」方だけにクセがついてしまうと、「指を伸ばす」ということを忘れてしまうのです。

そうすると、いろいろな症状につながっていきます。

たとえば、「へバーデン結節」「ブシャール結節」「ばね指」「手根管症候群」「腱鞘炎（ドケルバン病）」などです。

指や手首が痛み、痺れ、こわばり　関節リウマチなど手の動きが悪くなります。

指をほぐすように、マッサージしたり自分で伸ばしたりすることを続けましょう。

指を絡ませ、指の付け根を締め合ったりして、力を入れてみてください。

先程のギターを弾けなくなった方も、4回目の手術をしても無駄だろうということで、手術をしなかったのですが、メンテナンスストレッチをすることで、ギターを弾けるようになり、海外旅行にいけるくらいに回復しました。

筋肉が縮んでしまったまま放っておかない、ということです。

筋肉が伸びるように、筋肉の質を上げる。

伸ばして、縮ませて、伸び縮みのよい筋肉をつくることで、筋力がアップしていく。それが回復に繋がっていくんです。


グーを握る力が弱いと、腕の筋肉にも力が入りません。

握る力って大切で、「グー」に力が入らない人は結構多いんです。

グーに力が入ると、腕の筋肉はガチッと止められるんですが、グーに力を入れられないと、腕が止まらなくて、ブラブラしてしまうんです。

特に、幼稚園とか小学生の子どもの場合、手を止めようと思っても、手首に力が入らずに、ネコの足みたいになったりします。

グーに力を入れられるから、他の腕の筋肉も使えるわけです。


手をグーをすれば、伸びる筋肉があって、連動してくわけです。

手をパーしても、やはり伸びる筋肉がある。

それを意識せずに放おっておくと、限られて筋肉だけしか使わないので、手を握るグーも、指を伸ばすパーもいいかげんになってしまうのです。

手を握れないと、筋肉がピーンと張らずにヒジがゆるむ。

すると、力が流れないいんです。

指の力が、手からヒジ、上腕、肩、肩甲骨と繋がっているんです。

筋肉はお互いに助けあって、引っ張り合って、伸縮するからこそ生まれる筋力というものがあるんですね。

縮まったり、曲がったり、ゆるんだままだったら、そこに力が発生しないんですね。

●足の指、足首、足の横が下肢、ヒザに影響している

立っている時や歩いている時、足の指や、足裏がどのように接地しているか意識していますか？

背伸びをするようにカカトを上げてみてください。

親指は地に着いていますか？

小指側に逃げていませんか？

指で床を掴む力がありますか？

足指の力が衰えると足底筋膜炎《そくていきんまくしょう》や外反母趾、ふくらはぎの張りや損傷にもつながります。


足の親指で床を押し、カカトが上がり、背骨が上がる。

これがうまくできないと、ヒザがゆるむんです。

足も腕の場合と同じで、ゆるむと力が流れない。

まずは足の指の力です。それから、カカトを上げ、背骨を上げ、太ももの力など、助けてくれる筋力が、全部一緒にギュッと引き上げてくれるわけです。


歩いている時に、そこまで意識できないんですが、「足で地面を掴む」とか「土踏まずをしっかりつくる」ということが大切です。

何十年もクセがついていて、筋肉が伸びないようになってしまっているんです。

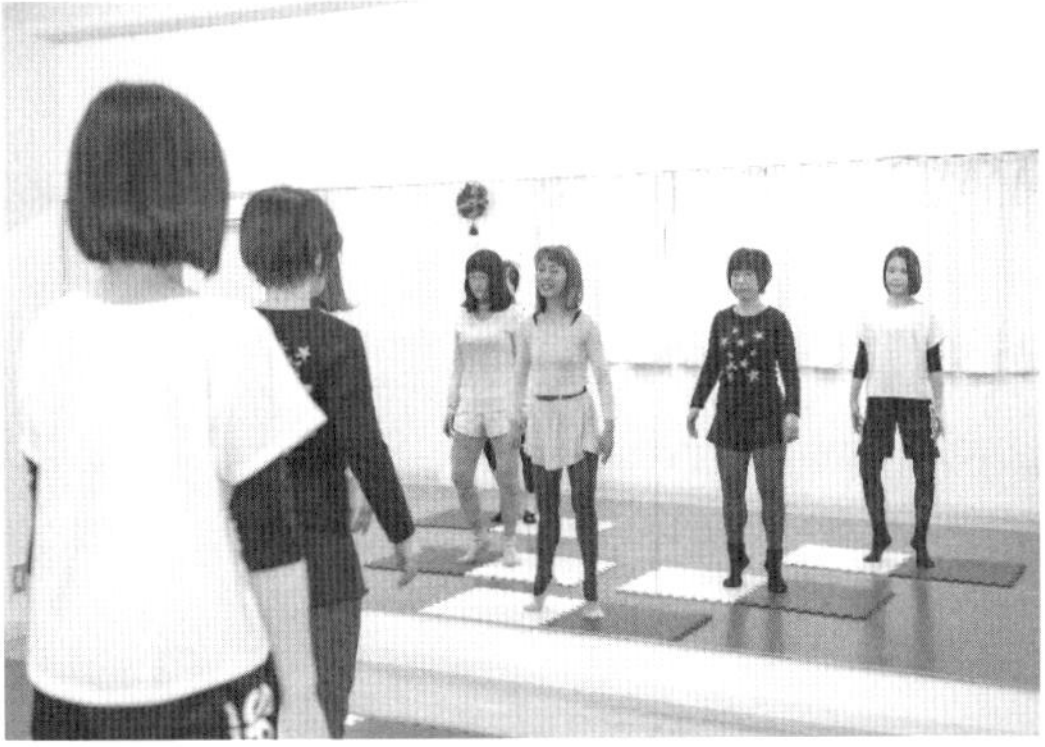

足で地面を掴むといった力がなくなり、靴をはいていても、ベタベタと歩くようになり、歩く姿勢も悪くなります。

これが、足全体、そしてからだ全体にも影響を及ぼします。

「足底筋膜炎《そくていきんまくしょう》」という病気があるんですが、足の底が痛くて立っていられない。でも、ストレッチをすることで、直すことができるんです。

「外反母趾」も、足を元に戻すようにストレッチしてやると、筋肉ですから、自然に戻っていくんですね。

筋肉も骨も、調整できるんです。

でも、やはり生活習慣から直さなければなりません。

歩く時は、しっかり手を動かして歩く。

ここはしっかり伸びる。

筋肉がゆるんだまま、これからさらに年を重ねると、もっともっと使えなくなってきます。

二本足でからだを支える土台、足裏を鍛えましょう。

① 足指を開く力と曲げる力は、土踏まずと甲のアーチをしっかりと伸縮させます。
足の指でグーとパーを繰り返してください。

---

② つま先と甲を伸ばし、すねを伸ばす。(ポイント)

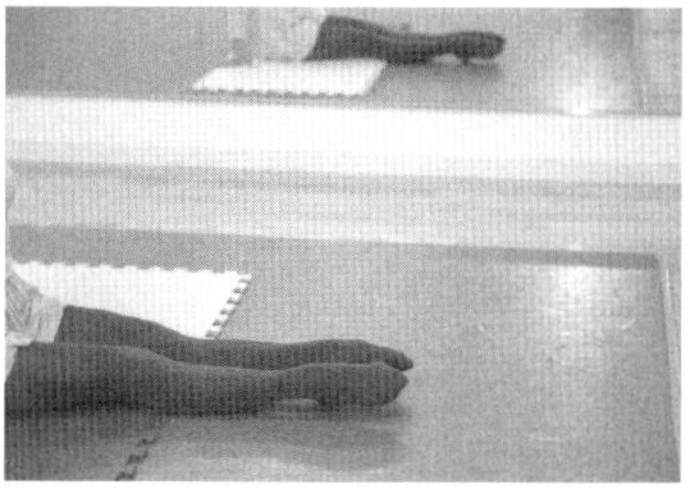

足指をそり上げ、踵を押し出すと足底とアキレス腱ふくらはぎが引っ張られます。(フレックス)

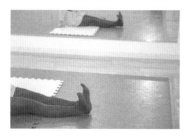

この（ポイントとフレックス）を繰り返します。

---

③ 足首まわし
足首を出来るだけ可動範囲を大きく回す。
椅子等に座って行う場合は膝を持ち上げてください。
足指に手の指を絡ませ、片方の手で足首をフォローして大きくゆっくりと回します。

④ 開脚での足首まわし（膝の向き甲のむきに注意）

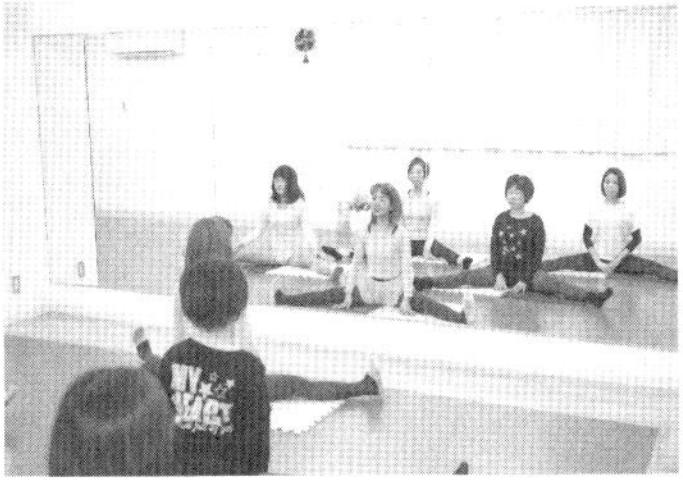

ヒザと、足の甲の方向が後ろに倒れると骨盤が逃げます。
手腕で支えてもよいですのでヒザと足の甲を真上に向けましょう。
それだけでも筋力が必要です。
フロアーに座り開脚して足首を回します。
フレックス（踵《かかと》）とポイント（つま先）をゆっくりと大きくまわします。
開脚で行う事で内転筋群にも伸びが伝わります。
膝裏を曲げて行っても大丈夫です。
しっかりと足首を回してください。

---

⑤ 脚を伸ばす
長座で座り、カカトとカカトを着けて、床からカカトが浮くように力を流します。
（膝裏やアキレス腱、ハムストリングス座骨まで伸ばします）。
カカトとカカトをつけたまま、膝と足の甲を、太ももから外に向けていきます。

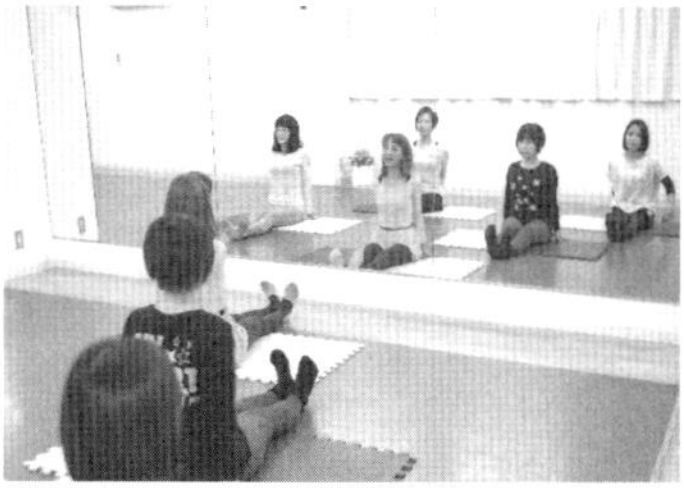

小指側面で床を触れながら　ポイントに戻します。
（このとき腓腹筋、ヒラメ筋、太ももを鍛えます）。

立位（立った姿勢）で背伸び（ルルベ）をしたとき、
カカトは上がっていますか？

その時、ヒザは伸ばせていますか？

指で床を掴む力を感じながら、バランスをとり、太ももとお腹を勝手に力が働いてくれていますか？

カカトが逃げていませんか？

足と脚、多くの関節と筋肉は普段の使いグセで変形します。

土踏まずのアーチ力と踵骨周りから整えましょう。

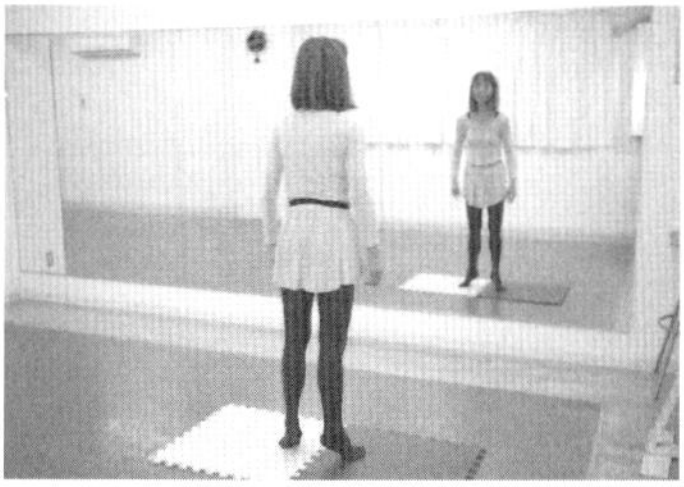

《メンテナンスストレッチ》を

やってみよう！

③

11 片足開脚からの前屈のストレッチ①

① 片足を伸ばし、両方の手をお膝の下に重ねるように置いてください。

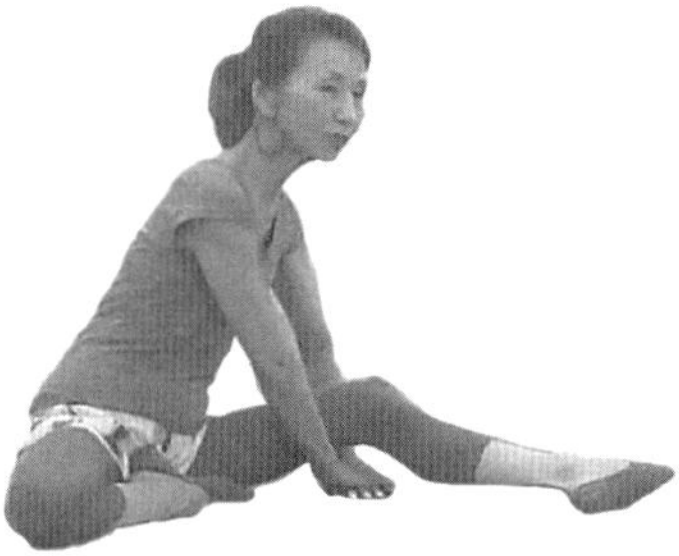

② お腹と太ももをつけるように前屈します。

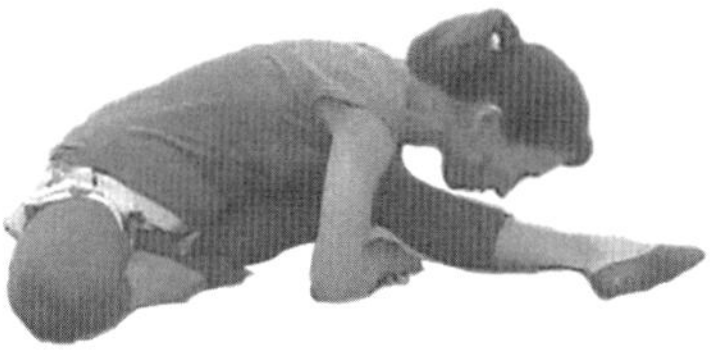

お腹と太ももをピターッとくっつける。
鼻だけで呼吸をして、筋肉が伸びているのを感じながらそのまましばらく待ちます。ヒザ裏や腰まわりの伸びを感じます。

12 片足開脚からの前屈のストレッチ②

① さっきの姿勢から、前側のヒジを床につけます。

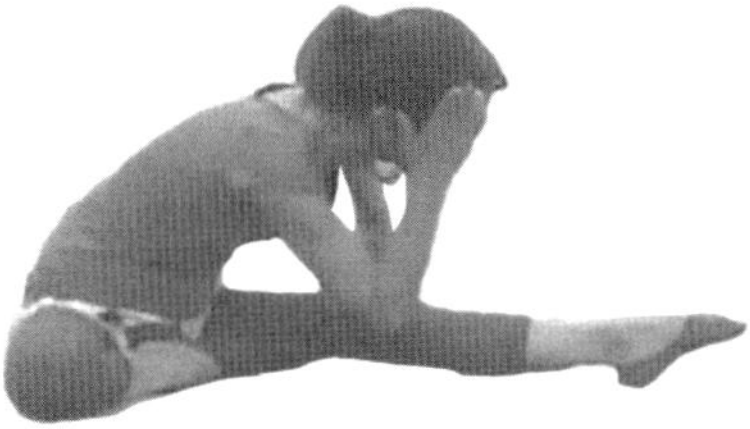

② 頭の側面を前方に倒し、こめかみ辺りを床につけます。

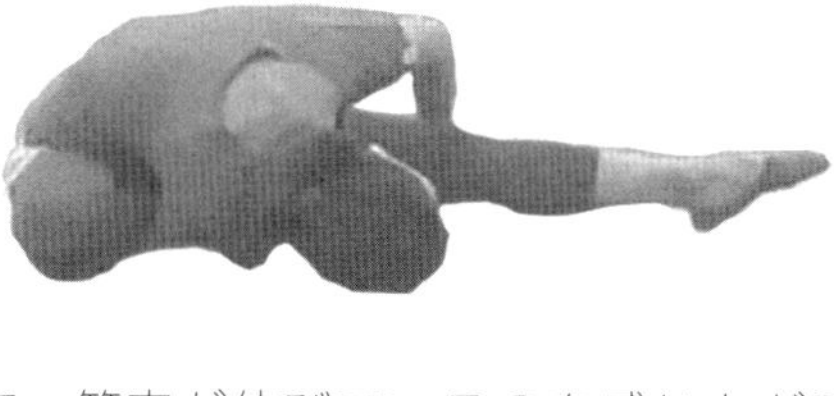

目を閉じて、筋肉が伸びているのを感じながらそのままゆっくり待ちます。伸ばした足の内もも、曲げているほうの腰まわりや、うで、背中の力を感じます。

13 側面のばし①

★これを左右両方で行います

① 11 の状態に戻し、お腹と太ももをつけるように前屈します。

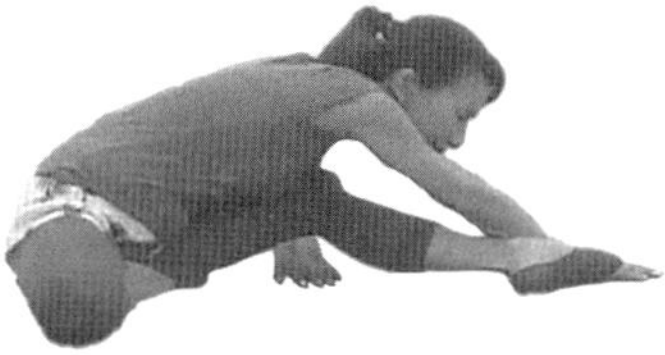

② 右手を伸ばした足の先に置き、左手を座骨の後ろにおきます。
顔は外側に向けます。

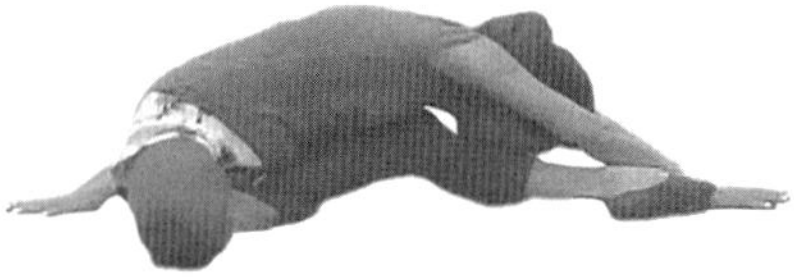

右手と左手を前後に伸ばし、引っ張り合います。
体の脇の筋肉を全部伸ばしましょう。

③ 左手をヒザの下、右手を足の上におきます。

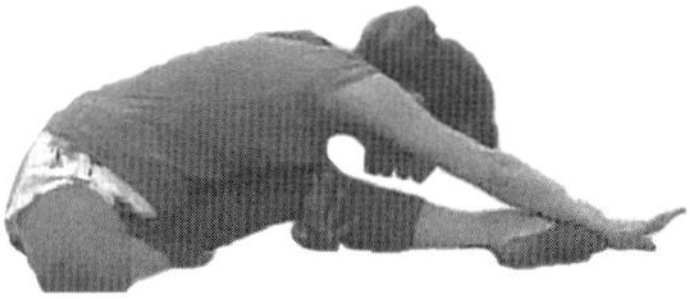

太ももに力を入れて、右手と右ヒザを引っ張り合うように伸ばします。

14 側面のばし②

★これを左右両方で行います

① 尾骶骨を上げるようにマットの真ん中に座ります。

左足をフレックス（カカトを向こうに）し、曲げた方の足はポイントに（つま先を伸ばします）。

ヒジを伸ばすように右手を高く上げ、左足の方へ身体を倒します。

顔は前を向いたまま、ヒジと指先をのばしてください。

足はポイントをして、その指先を掴みます。

ボディサイドはしっかり伸ばしてください。

手と足の間から顔が出るようにしてください。

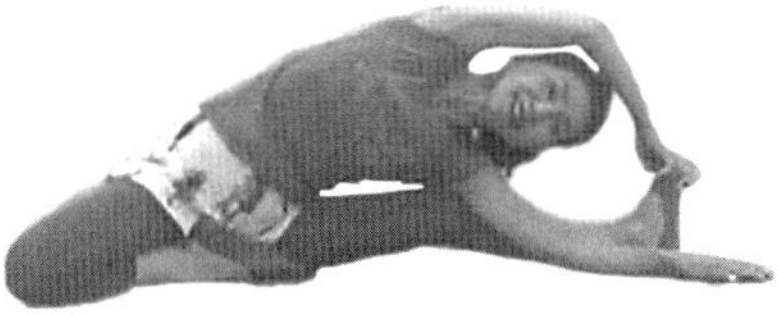

② 左手で左足のカカトを持ちます。

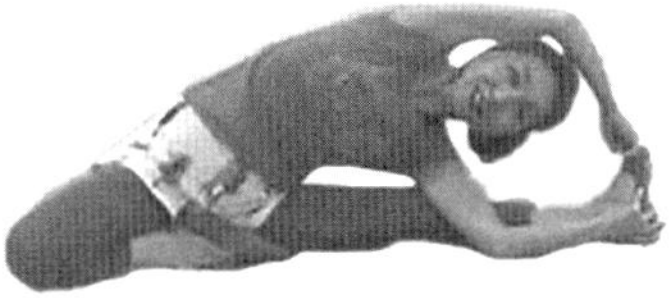

右ヒザも向こうに引っ張るように思い切り伸ばしてください。

《メンテナンスストレッチ》
8つの心得

1　からだの正中線を引き上げる

2　左右対称　シンメトリーに動かす

3　呼吸は主に胸式呼吸で鼻だけ呼吸

4　目線は鏡の自分

5　指の力を忘れない

6　どこが伸びるか感じる

7　雑談しながら笑いながら

8　あきらめないで継続する

メンテナンスストレッチは動画で体験することができます。

Chapter Four

第四章

あきらめないで継続するには

●人生100年時代を健康で幸せに生きるために

医療の発達や、栄養状態の改善などで、人生は100年時代を迎えると言われていますね。残りの長い人生を健康で幸せに生きるために、日頃の体調管理は、メンテナンスストレッチを継続することで、コツコツと貯筋しましょう。

諦めずに継続すれば、ケガや加齢からからくる痛みや、凝り固まりからも解放されます。痛みや辛さから解放されれば、不調から来る精神的な不安も立て直すことができますよね。つまり、不調やストレスを、自分でコントロールできるようになります。

そして、あなたが健康で幸せになれば、どんなことが待っているでしょうか?

あなたが元気にしていれば、周りの人々をも笑顔にすることができますよね。その笑顔の連鎖は、ご家族やご友人の健康にもプラスに働き、人間関係の「和」をも作り出します。

人生100年時代を健康に幸せに生きるためには、自分で自分のからだを意識して、筋肉を動かし、メンテナンスしてゆく必要があるのです。そのためのスキルを、ぜひからだで習得してください。

●お医者さまに「老化」のせいと言わせない！

現在、高齢者の医療費が若い人の負担になっています。

そこで、私たちがからだの健康を維持していくということが、医療費を減らしていくことにもつながり、社会貢献にもなります。

病院で処方されたたくさんの薬を貯めている高齢者は多いと聞きます。

そうなってしまわないように、健康になって、いらない薬をもらわなくていいようにしていく努力は絶対に必要だと思います。

お医者さまの待合室で、「今日はあの人が来ていない。病気でもしてるのかしら？」というジョークがありますが、お医者さまに頼り切らないように生きていきたいものですね。

からだが悪くなっているのに、お医者さまに行かないというのは困りますが、今日はからだが軽いな、今日はなんだか重いな……など、自分で日頃から体調がよくわかっていると、調節することができます。

お医者さまから、この不調の原因は「老化」です。と言われないためにも、メンテナンスストレッチで血流を良くし、姿勢筋で美しく歩き、老いに負けないからだを作っていきましょう。

●骨と筋肉を磨き続けると手に入るもの

結局、私たちのからだというのは、骨組みがあって、その周りに筋肉、血管がくっついています。

先程、血流やリンパの話をしましたが、それらは筋肉が動いて初めて使えるものになります。

今まで、「なぜこんなに、しんどいのだろう?」「疲れやすい……」と感じている方は、恐らくそのからだの仕組みを意識せずに過ごしているのではないでしょうか?

メンテナンスストレッチは、からだの仕組みを知り、筋肉の動いている場所を意識することで、動きやすく、疲れないからだ作りを目指しています。

意識しながら筋肉を使っていると、「動きやすくなった」、「疲れにくくなった」などといった、嬉しい言葉を、生徒さまからいただきます。

そんな生徒さまも、教室に初めて来られたときは、「もうこれ以上歩けない」「自分のからだはこのままなんだ」と心のどこかで自分のからだを諦めていらっしゃいました。

私は、ネガティブになっていた生徒さまが、レッスンを続けることで、徐々に復活された様々なケースを知っています。

動きやすく、疲れないからだを手に入れられたのは、諦めずにメンテナンスストレッチを続けたからです。

筋肉と骨を磨きつづけることで、諦めないという強靭なメンタルも身につくようになります。

金融庁の報告によると、老後を生きるためには、年金以外に2000万円が必要だと公表されました。

そのようなことを発表されたら、みんな不安になりますよね。

2000万円という額は誰もが持っているお金ではありません。

そんな時に、これを不安として抱えるのか、健康さえあれば、乗り越えられるという意識で過ごしていくのか……。

あなたはどちらでしょうか?

今後、病気になってしまったら……?

病気になると、仕事に行けないかもしれないし、日常生活を送れないかもしれない。

そんな時に、筋肉が元気だと、跳ね返すことができるのです。

いくつになっても、筋肉と骨を磨いていると、メンタル面でも、あまり落ち込むことはありません。

「自分はなんて○○なんだ……」、「私なんて……」と思い込んでいる時は、姿勢が丸くなります。

その時に、「はあ……」とため息をつきながら、「はあ……」という生活をしていたら、どんどん背中が丸まってしまいます。そこで、

ちょっと背中を上げる。
ちょっと胸を張る。
ちょっと顔を上げる。

少しだけ、姿勢を変えてください。
すると、目線が変わり、視野が変わってきます。

背中が痛くて、だるかったけど、ストレッチしていると、元気が出てきた。

そういったことに繋がっていくので、元気を毎日積み重ねていけるし、ストレッチをすることで、伸びていなかった筋肉が伸びるようになってくる。伸び縮みする筋肉の質がよくなってきたら、それが筋力になるのです。


筋肉が引っ張れるということは、力が働きます。

良質の筋肉の力が湧いてくるんです。

その力があれば、病気に陥ったままから、一歩でも、引き上げられることができるんじゃないかなと思います。

筋肉が緩んだままだったら、引力の法則で全部下へ下へと沈んでいきますよね。

そこで、引き上げる力さえ持っていれば、自分で自分を引き上げることができます。

メンテナンスストレッチをすることで、それを感じてもらえればと思っています。

●食にこだわり過ぎると、不安が増える

日々の生活の中で、食べることは大事なことだと言われていますね。

しかし、あまり食事にこだわり過ぎると、神経質になっていく方って多いんですね。


食べ物は添加物が多いとか、放射能に汚染されているとか、様々な問題がありますね。テレビ番組でダイエットにはタマネギがいいと言えば、タマネギばかりを買う。ブロッコリーがいいと言われたらブロッコリー。

そして、子どものころにはなかったような意味がわからないものが次々と出てきています。あまりにも商業ベースに乗せられ過ぎていらっしゃいます。


食事は、毎日食べているものから、適度に塩分が取れて、後はむちゃ食いしないこと。それだけで十分です。

今の高齢者が長命なのは、子どもの頃の食事が質素だから。ご飯と味噌汁を食べているからです。

私も以前は、食べなければしんどくなると思っていました。でも実は、食べないほうが、しんどくないんです。

食事というのは、自分が動けるようにするための「栄養素」。ですから、それ以上に摂ると、太るのは当たり前なんです。

よく、食べないのに太るとおっしゃっている方がいますが、あれは嘘です。絶対にそれ以上に食べていらっしゃいます。

私は、その境目みたいなところも、食べれなくなって初めて知ったんですね。

胃が悪くなって、胃が小さくなったので、たくさん食べることはできない。日々の食事もちょっとずつしか摂れないし、いままでの1／3も食べることはできないのに、体力は戻ってきています。

だから、私は栄養の話や、○○を食べないといけないということは、ほとんど言いません。レッスンの時も、みなさんの方がよく知っていらっしゃるぐらいです。

痩せるのが目的でダイエットをしている人がいますが、情報に振り回されることなくバランスの良い食事をとって、健康な体を目指してほしいです。

大事なのは、身軽に動くことができるからだ、ケガをしないからだ。そんなからだを目指したほうがいいですね。

食事、睡眠、運動など、全てバランスが大事です。イライラ、不安にならないで（交感神経）、ゆったり優しい気持ち（副交感神経）で過ごすことができれば、自律神経も整って健康な体作りにつながります。

●メンテナンスストレッチは運動休息になる

運動というと、からだが疲れると思ってしまいがちですが、「休む」という、からだを休める運動があります。

それも、メンテナンスストレッチです。


体力を使う運動をすると疲れてしまいますが、ストレッチをすることは、それ自体が運動休息になります。

ですから、メンテナンスストレッチは、運動経験のない人や、からだが弱っている人にも、おすすめすることができます。

マラソンしたり、何キロも歩いたり、そんなハードなことじゃなくても、ストレッチで覚えたことを、家で30分間するだけで、血流も筋肉も動き出してくれます。

ストレッチをすることが、からだにとっては、一番の休息になります。

特に、運動が苦手だった人には、筋力低下を防ぐメンテナンスストレッチは必要になります。

ハードな運動をしてきた人は、逆に筋肉を固めてしまっているので、ほぐすことが必要です。

しなやかで折れず､元気に暮らすためにも「動的休息」の時間を持つようにしてください。

そして、「生まれつき体が硬いんです」と、メンテナンスストレッチの体験者の多くが言われますが、それは違います。

私たちは、狭いお腹の中で丸まって成長し、母体の外に出た時から足や手を動かし伸ばします。

生まれたばかりの乳児の股関節は、１８０度開脚が可能です。

そして骨格が形成されて、歩く事、走る事ができる2歳～4歳位までは柔軟性に個人差はあまり無いようです。

少し成長したら、お家で遊ぶのが好き、お外で遊ぶのが好きと活動に個性が出てきて、からだ能力にも個人差が出てきます。

成長過程に運動習慣が有るのと無いのでは筋肉の質（筋肉や腱。靭帯）、関節の可動域に影響しますし、肥満脂肪の蓄積は筋肉の伸縮を邪魔します。

そして動かそうとする時、脳から筋肉への神経伝達が運動神経の差になります。

しかし、それは過去の話です。

今からでも決して遅くはないのです。

開脚など生まれてこのかたやったことないという方も、決して諦めないでください。

メンテナンスストレッチはそんな方々のからだ癖を正し、姿勢を保つ筋力を復活していただくことができます。

●スポーツなどのパフォーマンスアップにも最適

生徒さまの中に、サッカーをされている女性が二人来られています。

そのうち一人は、からだは使える人ですが、走ると足首がすぐに痛くなり、筋肉がカチカチ。あぐらをかいても辛い。これはどこか圧迫しすぎている部分があったということなのですが、メンテナンスストレッチをすることで痛みから解放されました。

ボールを蹴るにしても、当てるところを意識するのがいい加減だと、いつも違うところに飛んでいきますね。

ここと決めたところに当てる訓練をしていくと、同じ向きにポーンと蹴ることができます。

可動域が広がり、軽やかになり、身のこなしが良くなります。

メンテナンスストレッチをすることで、からだの使い勝手が違ってきますし。

自分でからだをほぐして、自分で感じながら行うメンテナンスストレッチは、スポーツをされる方にも有効です。

《メンテナンスストレッチ》を

やってみよう！

④

15 開脚から左右に屈伸

① マットの真ん中に座り、マットの角に足を伸ばします。

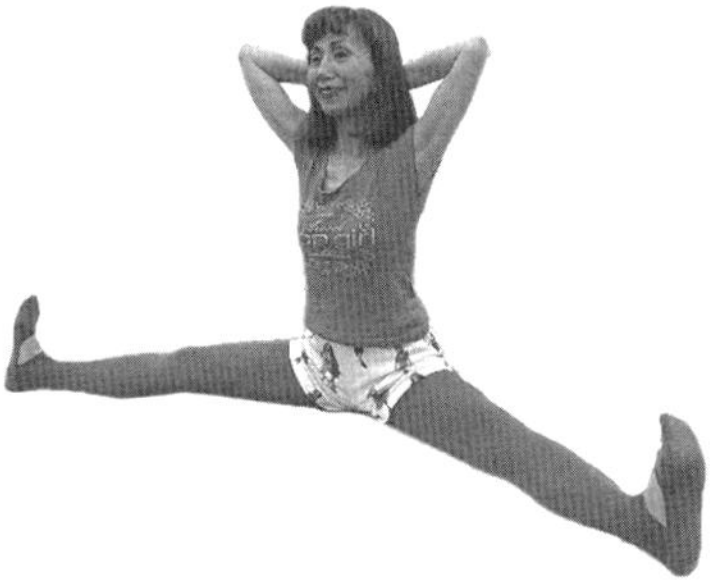

② 「フレックス」。しっかりカカトを上げます。

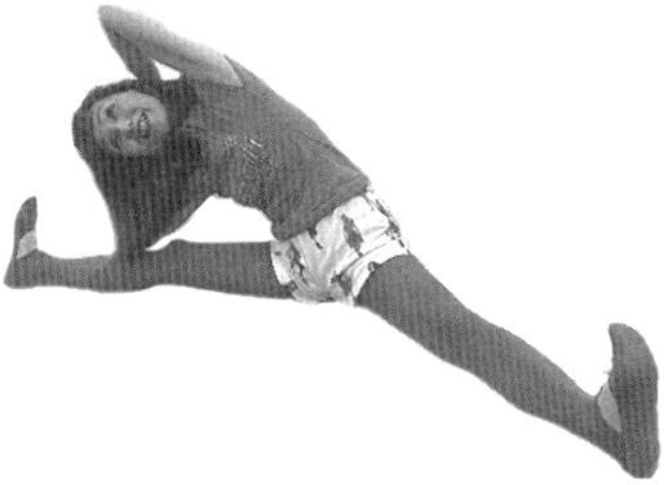

両手を頭の後ろに組みます
顔は前に向けたまま、右にカラダをゆっくり倒し右ヒジを右ヒザの向こうにタッチします。

③ ゆっくり戻し、逆へ。

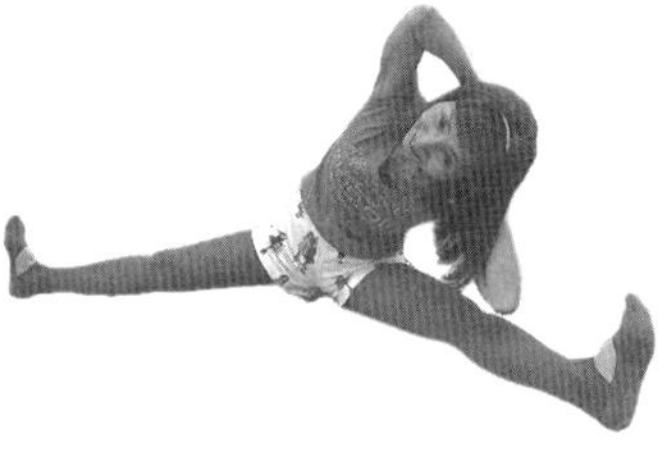

左へ倒します
左のヒジをヒザの向こうにタッチ。
ゆっくり戻ります
胸をはります

④ 右へ倒します。

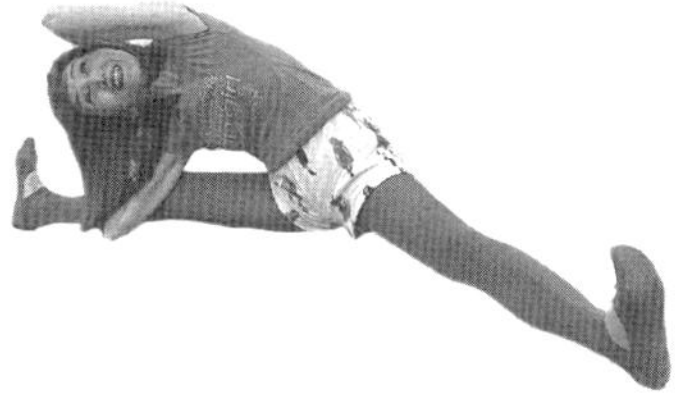

今度は、右のヒジを右ヒザの前でタッチします。左の肘を天井に向けるという気持ちで戻ってきます。

⑤ 反対へ。左に倒します。

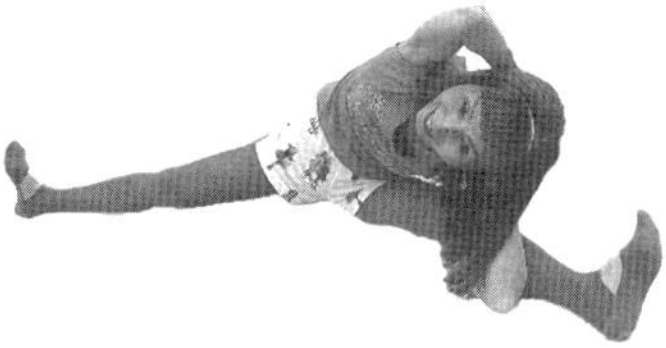

左のヒジを左ヒザの前でタッチします
カラダを張り、右のヒジは天井に向けて戻ってきます

⑥ヒジを張って、両手を頭の後ろに組みます。

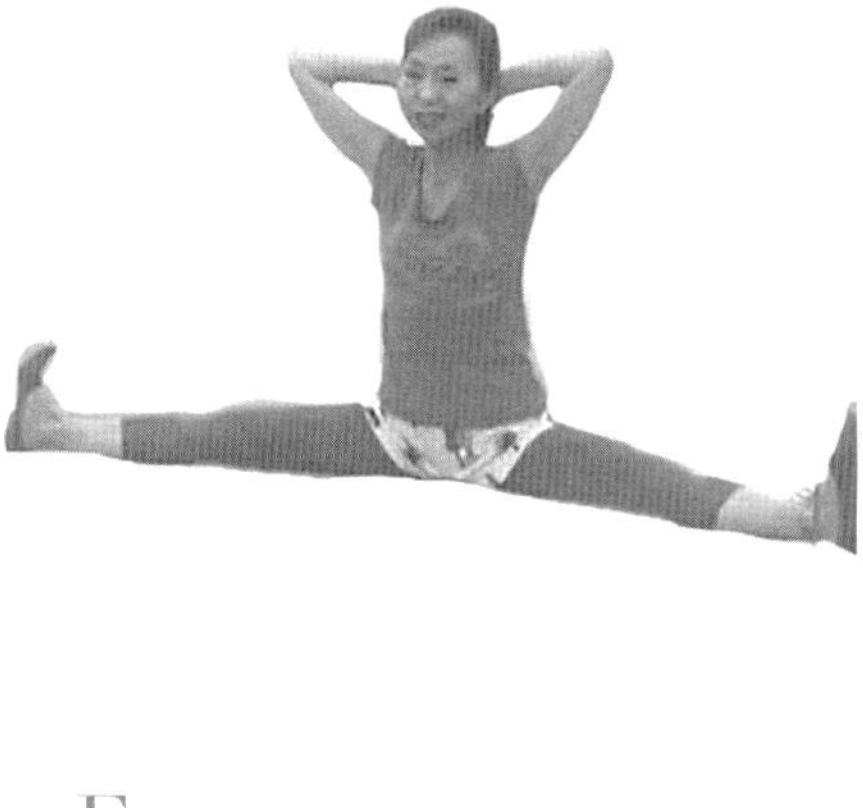

⑦ マットの真ん中に座り、マットの角に向けてそれぞれ足を伸ばします（足を広げます）。

両足をフレックスにして、
しっかりカカトを上げましょう。

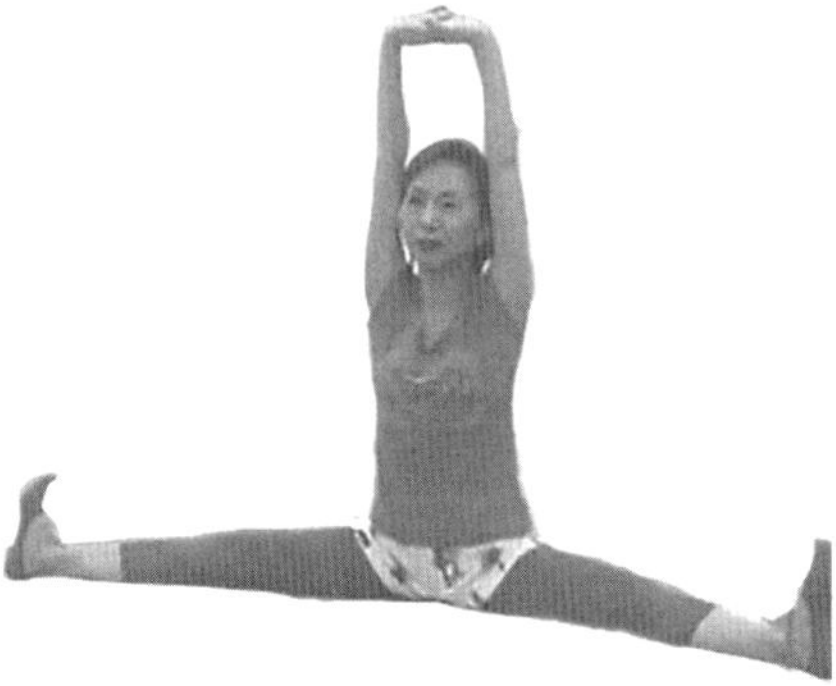

16 長座前屈

① 両足を前に伸ばして長座で座り、（尾骶骨をつけずに）、手を組みながら両手を上げて背伸びをします。

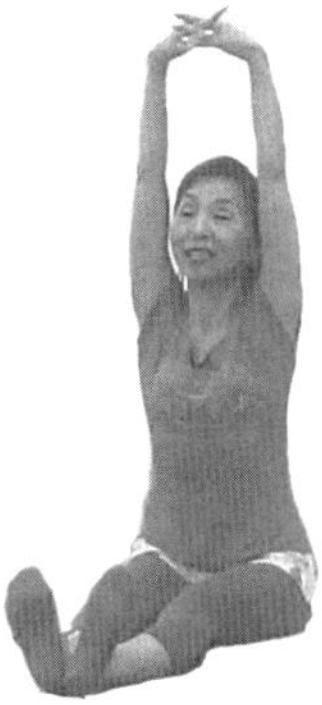

② 足はフレックスします。（カカトを上げる）

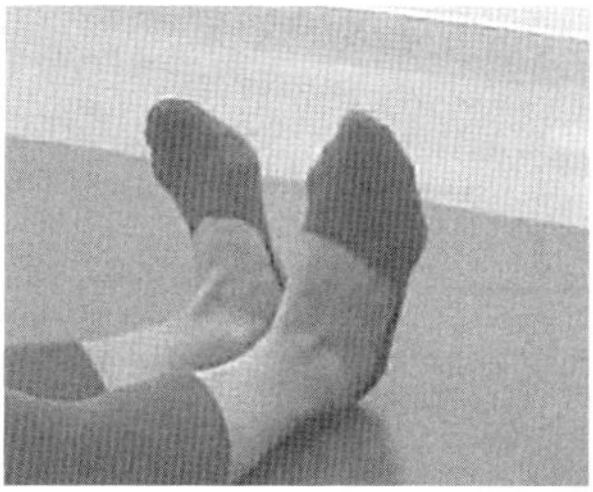

③ 組んだ手が、カカトの向こうにスポン！と入るように下におろします。

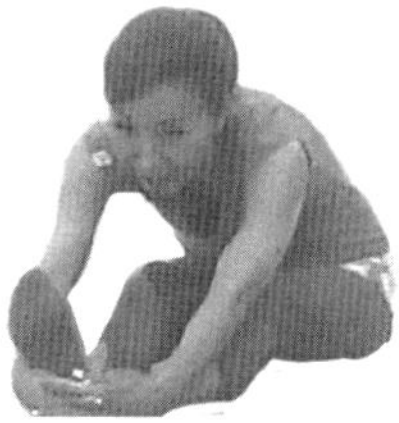

ヒザは曲がってもいいので、カカトまでおろしてください。頭を下げ、お尻や腰も全て伸ばします。

④ カカトを掴み、足をポイントにします
肘を床につけ、頭も下げます。

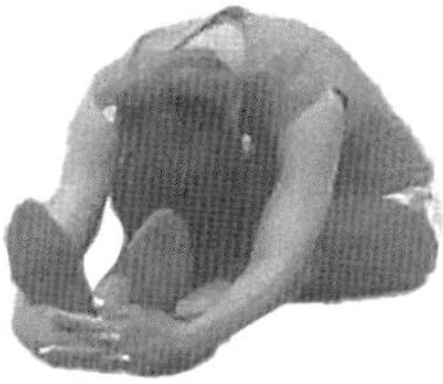

ここでヒザをゆっくり伸ばします
太ももの力を使って伸ばします
ゆっくり目線を上げていきます

17 鼻呼吸

① ヒザを立て、仰向きに寝ます。

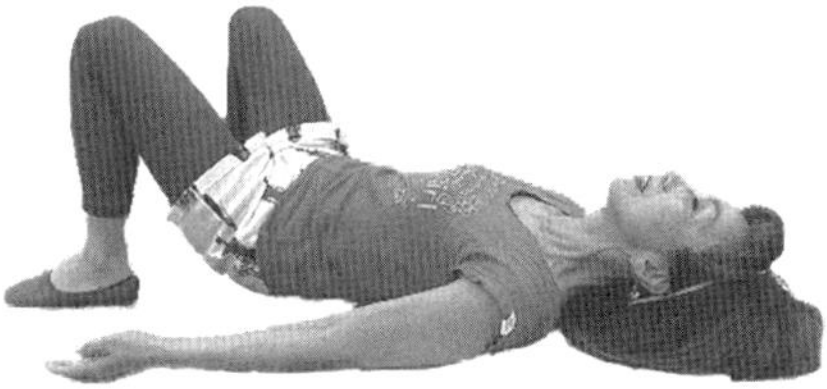

② お腹を凹《くぼ》ませたまま、鼻から吸って口から大きく吐きます。

18 仰向けからのストレッチ

① 仰向けに寝転がり、ヒザを立てます。

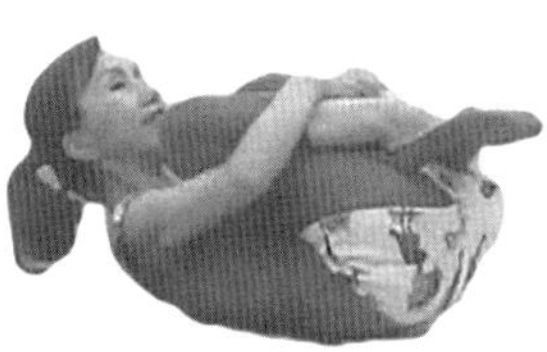

両手でヒザを抱っこします。足の甲を伸ばすようなイメージで。
太ももをぎゅっとしめて、小さくなります
ヒジも締めて、もっと小さくなります。

② 頭をおろします
つま先を持って、カカトを上げます。

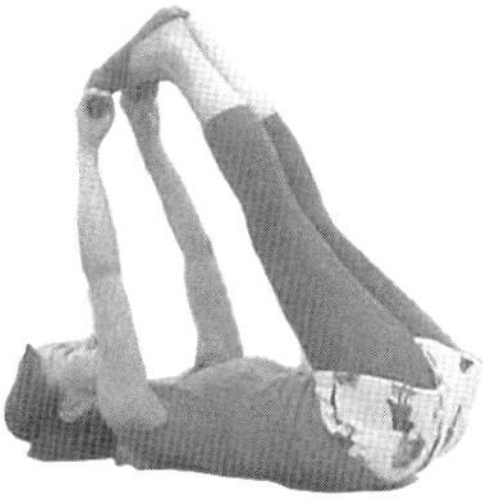

しっかりヒザを伸ばします

③ 頭を上げて背中の力でキープします。

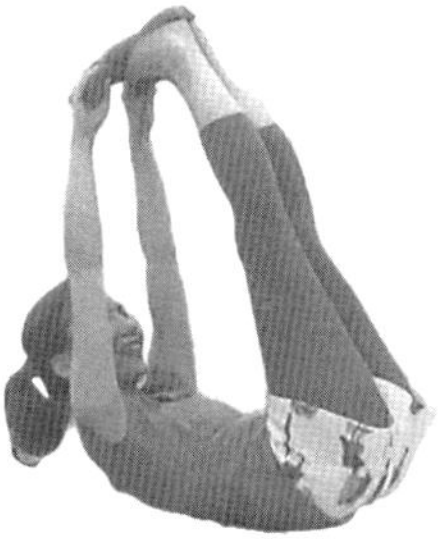

④ 頭をおろします。カラダは 90 度にして、手は最後におろします。

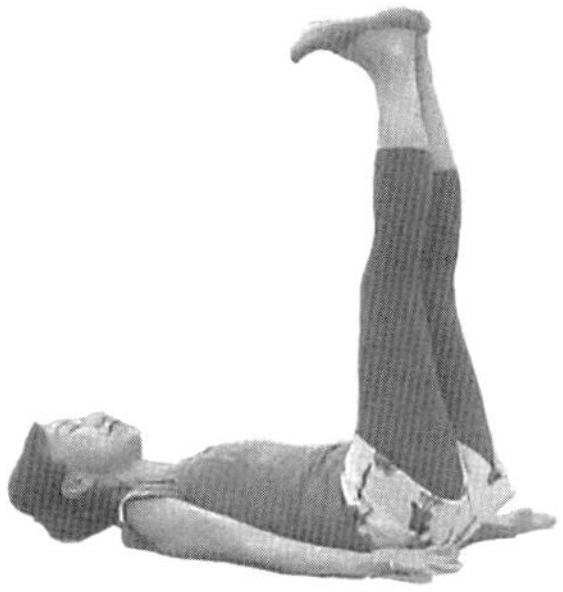

⑤ 手のひらを上に向けて、ヒジを床に押さえるようにします。

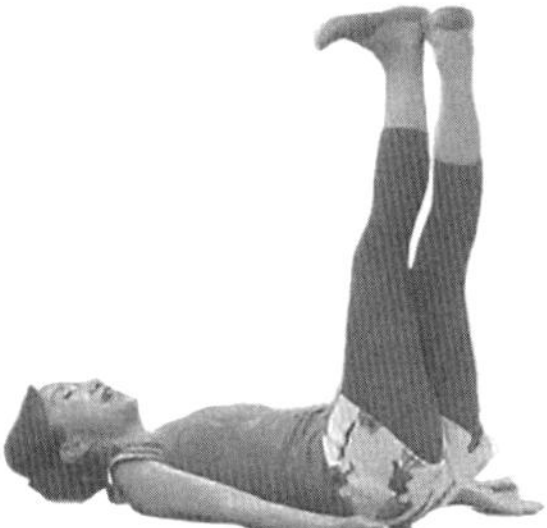

つま先を外に向け、足を交互に動かして位置を入れ替えます。
1、2、3…と10までカウントします。

⑥ つま先をポイントにします。

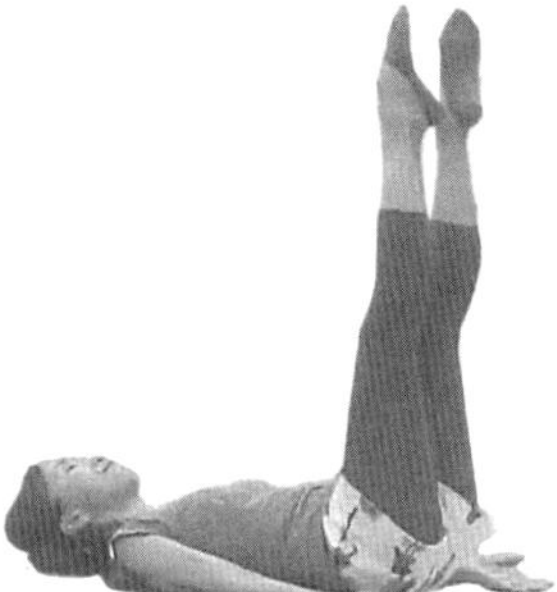

同じように交互に動かします。
1、2、3…と10までカウントします。

⑦ カカトでお尻と太ももの間を2回叩き、再び足を伸ばして90度の姿勢に戻します。

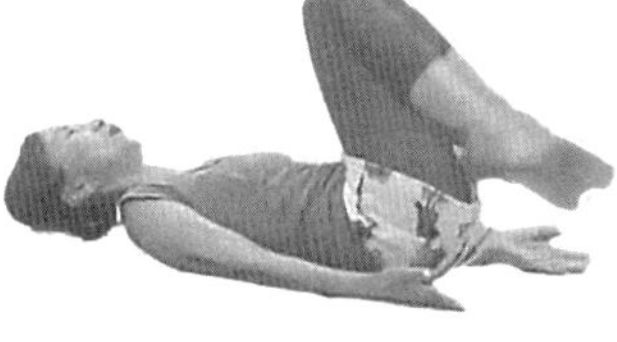

1-2、伸ばす、2-2伸ばす、3-2伸ばすと10回繰り返します。

⑧ 両手を頭の後ろで組み、両ヒザを立てます。

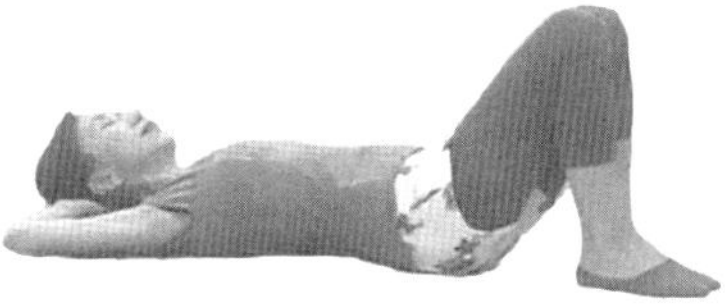

⑨ 両ヒザをゆっくり右に倒します。

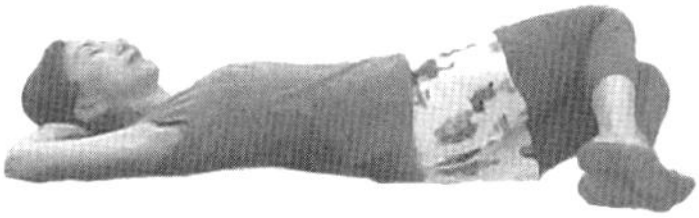

一旦元に戻し、お尻を上げ、体勢を整えます。
今度は、両ヒザをゆっくり左に倒します。

⑩ 次は顔を左側に向けます。両膝を揃え、反対の方に倒します

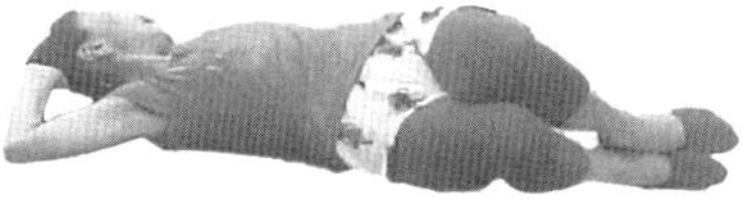

逆も行います。

⑪ 肩甲骨の下から肩までを持ち上げます。

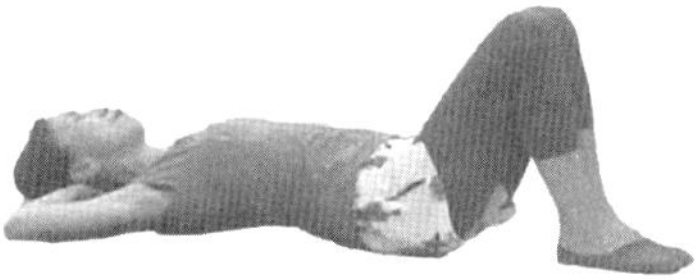

頭を押さえつけるイメージで。
３秒ぐらいキープしましょう。バストマップ効果があります。

⑫ 腕は元に戻し、足を上げバタバタ

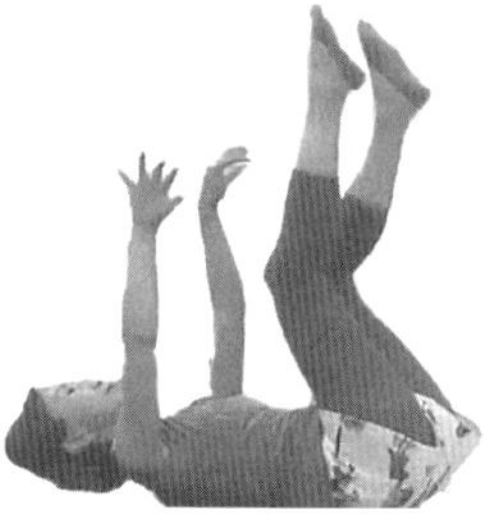

手も少し伸ばしながらバタバタ。腕も自由に動かします。足もつま先を天井に向けるようにバタバタ。

19 正座から、背骨を引き上げるストレッチ

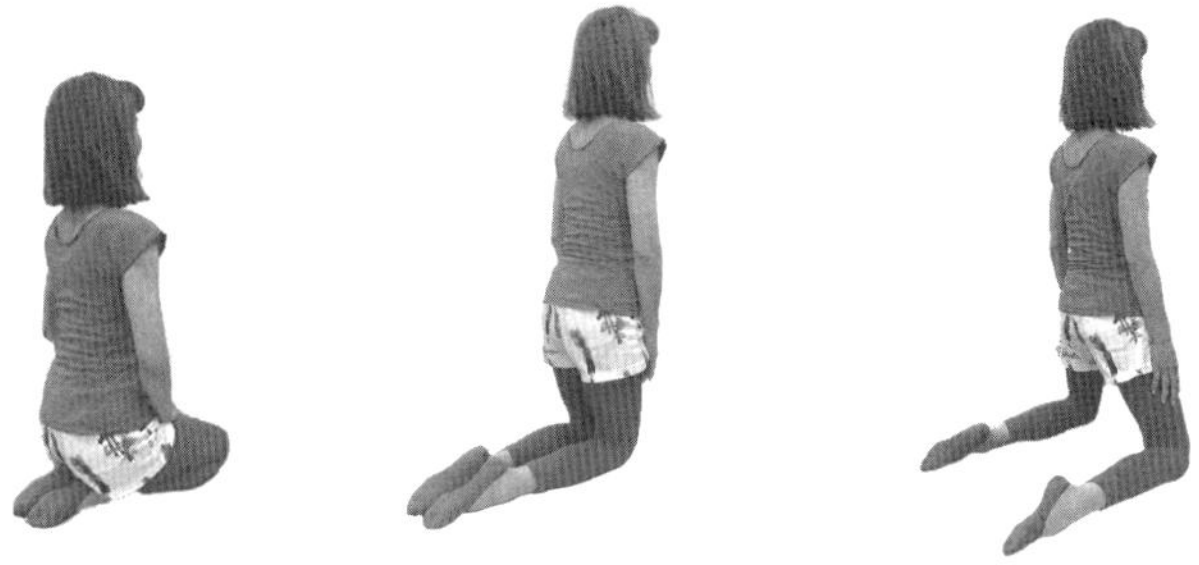

① カカトとカカトを付けて正座で座ります。

② 背中を真上に上げていきます。太ももの力を使います。

③ 足を広げます。太ももをぎゅっとしめる。

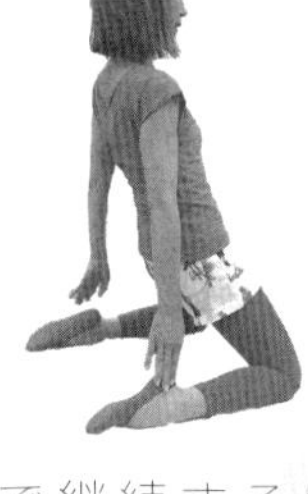

④両手を後ろに、指先でカカトを
1、2、3…と10カウントタッチします。
太ももの力をつけると、ヒザを痛めません。

20 正座から立つストレッチ

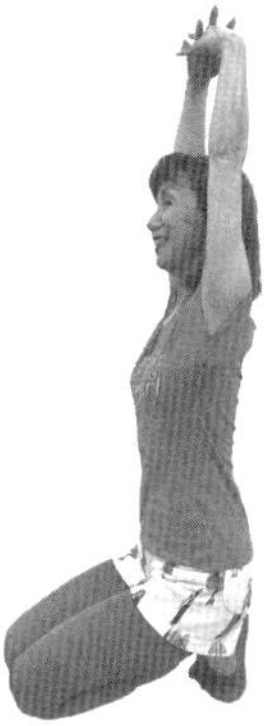

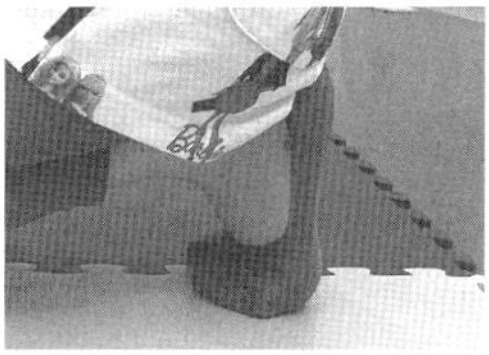

① 正座をします。

② 正座からつま先を立てます。

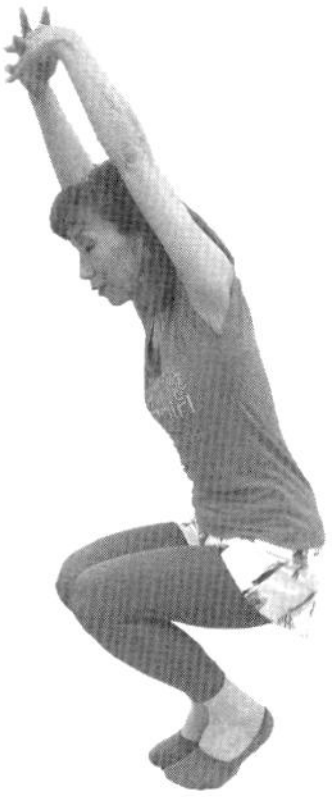

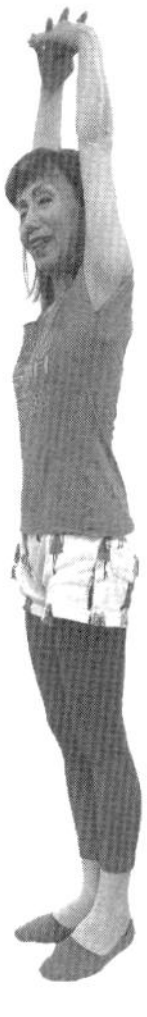

③ 両手を組みながら、
背伸びをするよう腕を上に上げる

④ 立ち上がります

21 立位でつま先のストレッチ

① 足を肩幅より
少し広いくらいに
広げます。

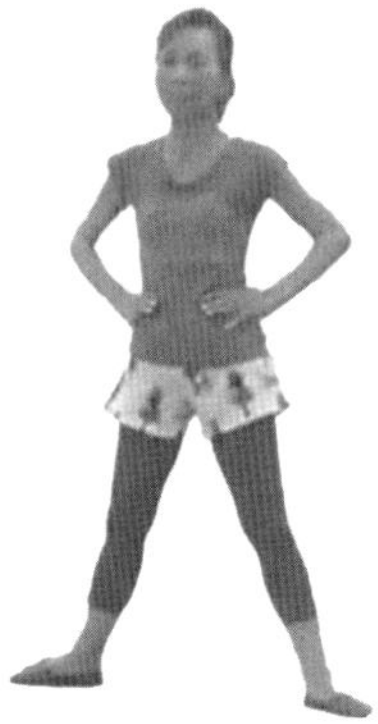

背筋を伸ばし、肋骨を持ち上げるように手をウエストにあて、細いウエストを作ります。

骨盤と肋骨の間には、背骨以外の骨はありません。

お腹をへこませて、手で圧を入れて、コルセットを作りながら②へ。

② 膝を曲げて立ちます。

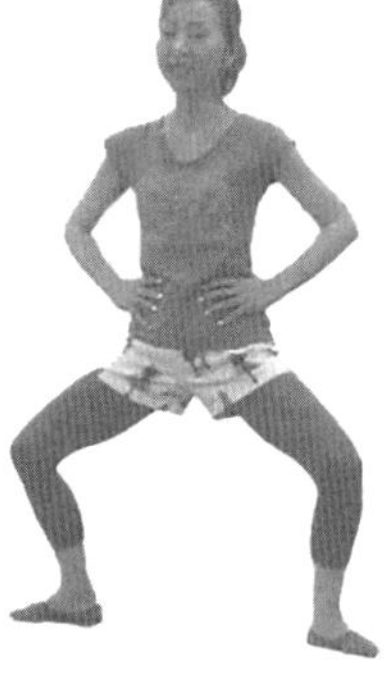

③ 左右交互につま先を立てます。

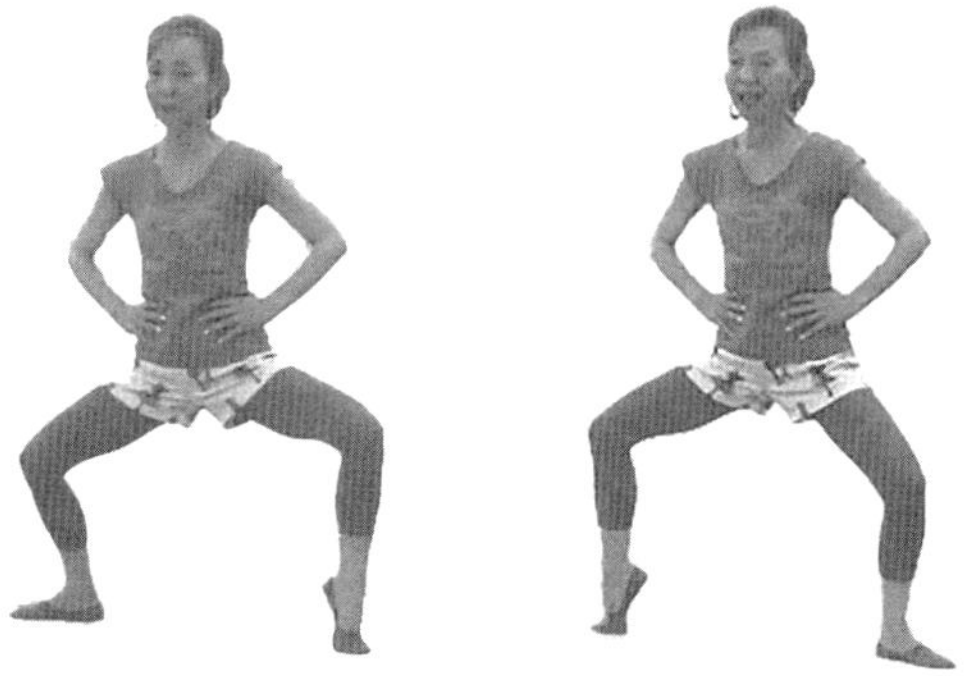

1、2、3、と声を出しながら
5セット繰り返しましょう。

④ 両膝を曲げます。

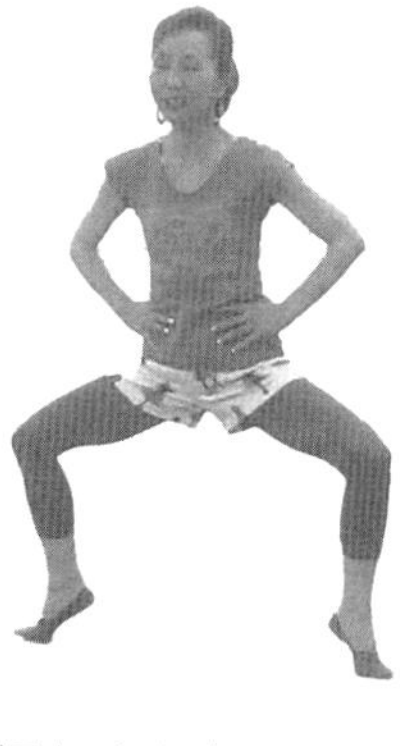

床を掴むようなイメージで、
両方のつま先で立ち、高く背伸びをします。

⑤ カラダを締めながら、ヒザを伸ばしてそのままキープします

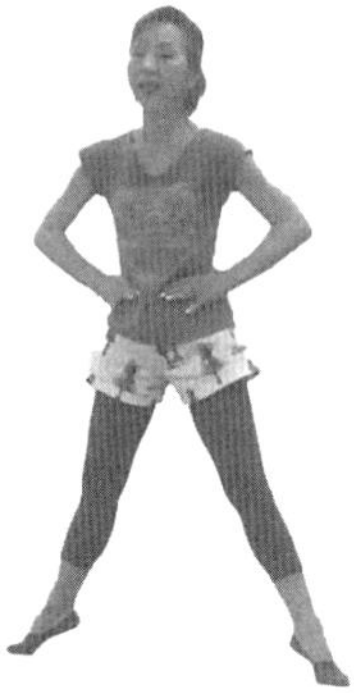

22 足で床を掴むストレッチ

① カカトを合わせて立ちます。

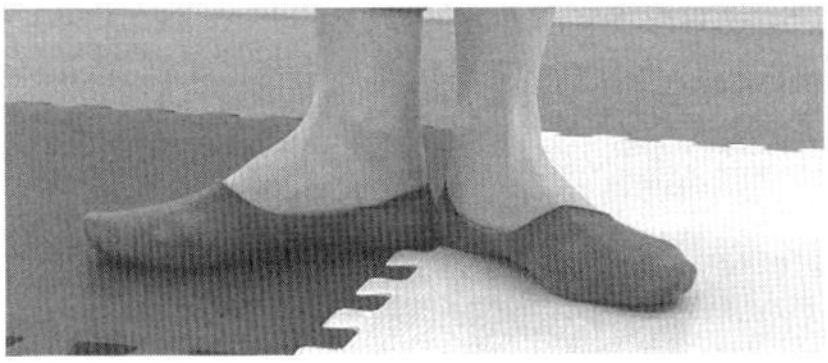

② 指先で床をつかみます。

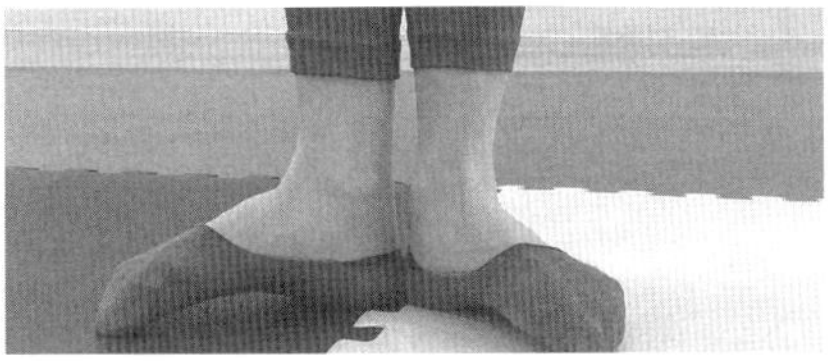

これを繰り返します。

メンテナンスストレッチの
セブンルール

1「運動すると疲れる」というのは、脳がそう信じているだけ
自力で歩く、生き抜くためにも体の「使いグセ」をほどいてください。

2　せめてストレッチくらいは、
生活習慣に取り入れて運動休息しましょう。

3　質の良い筋肉に育て、血流やリンパの流れを促し浮腫み、
凝りなど滞り無く快適な巡りにします。

4　筋力低下からの怪我やフレイル
（虚弱、寝たきり）をなくします。

5　ヒザ痛、腰痛、座骨神経痛など様々な痛みや不調は、
骨が曲がる程、ほったらかした証拠。

6　骨を支える筋肉を育て、骨と筋肉を磨きます。
セルフメンテナンス。

7　自分で自分を引き締め引き上げる筋力を
感じ体内革命をおこします。

メンテナンスストレッチは動画で体験することができます。

Chapter Five

第五章

生徒さまへの感謝と信頼

実際にメンテナンスストレッチに通ってくださっている生徒さまに、レッスンの感想や効果などを語っていただきました。

体験者の声

63歳　主婦　後藤千代子

結婚して20年以上、全く運動しなかったせいで、腰や肩に少しずつ痛みが出るようになりました。鍼や整形に通いましたが、効果が出ず、困っていたところ、ストレッチに出合いました。

8年間、毎週1回のストレッチのおかげで、今では歩くことが楽しくなり、30分くらいなら乗り物に乗らずに歩いています。

どんどん固くなっていくからだですが、これからも頑張って続けていきたいと思います。

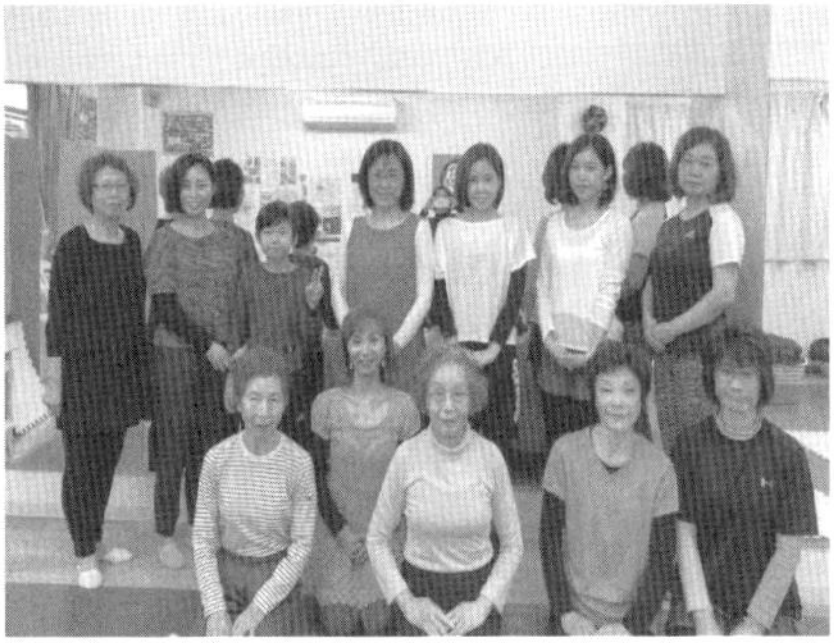

58歳　パート　高倉浩美

からだが硬く、何とかしなければと思い切って入会いたしました。

気づけば、時々重く感じた肩こりの症状がなくなり、O脚ぎみだった脚が少しまっすぐになってきました。

またストレッチを日課にしている夫とも会話が増え、夫婦円満にもひと役かっていっるようです。これからも継続してやっていきたいと思っています。

60歳　会社役員　T.A

運動不足、生活習慣、ストレスなどでからだが縮まり、かなりの猫背を自覚してメンテナンスストレッチに入門しました。

最初は、自覚していた以上に股関節の硬さ、体の歪み、骨盤を支える筋肉の弱さを知りり、愕然としましたが、ストレッチが終わると、心地よい疲労感と、さっきまで落ち込んでいた気持ちが吹き飛んでいました。

若々しくチャーミングな城戸先生をお手本にこれからも颯爽と歩んでいきたいです。

64歳　専業主婦　須田朗子

メンテナンスストレッチを始めたことで、自分のからだと向き合う時間をもらえたと嬉しく思っています。姿勢が良くなり、まだまだ自分のからだには可能性があると実感できるようになりました。

もともと体育会系ではないので、からだの使い方が上手ではないのですが、メンテナンスストレッチなら生涯続けていけそうです。

61歳　主婦　宗近香住

始める前は、毎年のようにぎっくり腰になり、辛い思いをしてきました。

通いだして約7年半ですが、ようやく先生の言われる「その状態を維持する筋力が大切だ」ということが実感できるようになりました。城戸先生に出会えて感謝でいっぱいです！

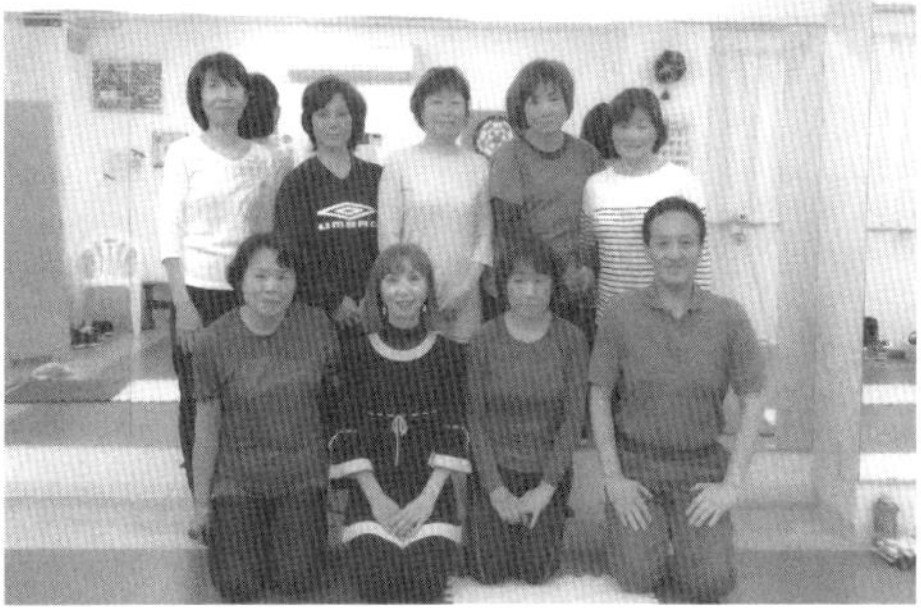

41歳　専業主婦　Y・K

私は姿勢が悪く、椅子に座っているのが辛くなるほどで、からだが悲鳴をあげていました。また、昔からからだも硬かったので、からだの歪みを何とかしたいという思いから、城戸先生の教室に通い始めました。

初めの数ヶ月はストレッチが辛すぎて、体中筋肉痛になりましたが、徐々にできなかったポーズができるようになり、体力もついてきました。

これからは、年齢に負けないからだ作りをしていきたいと思います。

74歳　主婦　松生輝子

12年前、今の私の体調を、姿を、誰が想像したでしょう！

誰よりも自分自身が一番驚いており、喜んでおります。

当時は四六時中、足腰が痛く、痺れ、内臓までもが悲鳴をあげておりました。

こんな70代を送れることに感謝あるのみです。

現状を保てるよう、これからも「継続は力なり」の心がまえで。

からだだけではなく、心もひっぱっていただき先生ありがとう！

46歳　主婦　島岡恵子

走るとアキレス腱が痛くなり、また股関節にも違和感を感じることがあったので、このまま放っておくと大変なケガにつながるのではとの不安もあり、始めさせて頂きました。始めてから1年8ヶ月ほど経ちますが、アキレス腱が痛むことも全くなくなり、体幹がついてきたようにも思います。

城戸先生のようにいくつになっても心もからだも美しく、若々しくいられるよう、できる限り続けていけたらと思っています。

67歳　無職　栃木由美子

出かける前は、しんどいなあ、休もうかなあ？　と思いますが、いやいや、休んだら次回もっときつくなる、と自分に言い聞かせ、無理しない程度で出かけています。けれど、スタジオで音楽と先生の指導を聞きながらからだを動かしていると、知らず知らずのうちに頑張っています。

初めてまだ4ヶ月ですが、自分の姿勢のくせ、普段力を入れている部分を感じながら、頑張っていきたいと思います。

75歳　主婦　原田

城戸先生のストレッチ教室へ通い出して丸々2年になりました。お蔭様で歩幅も広く保ちながら、歩けるようになり、からだも柔らかくなったような気がします。友達に若々しいねと言ってもらえています。

年を重ねていきますと、筋肉はすぐ元の硬い状態に戻ってしまうので、家で軽いポーズをとってストレッチを続けています。

何とか今の体力を維持しつつ楽しい生活ができれば嬉しいです。

65歳　スイミングインストラクター　加藤　聖

城戸先生の魅力的な魔法の声かけを毎回レッスン時にしていただけるので、苦手意識がなくなり、少しずつ変化してゆく自分のからだと向き合う楽しさを感じています。

始めた頃からはかなり変化あり、見た目ではなくからだの

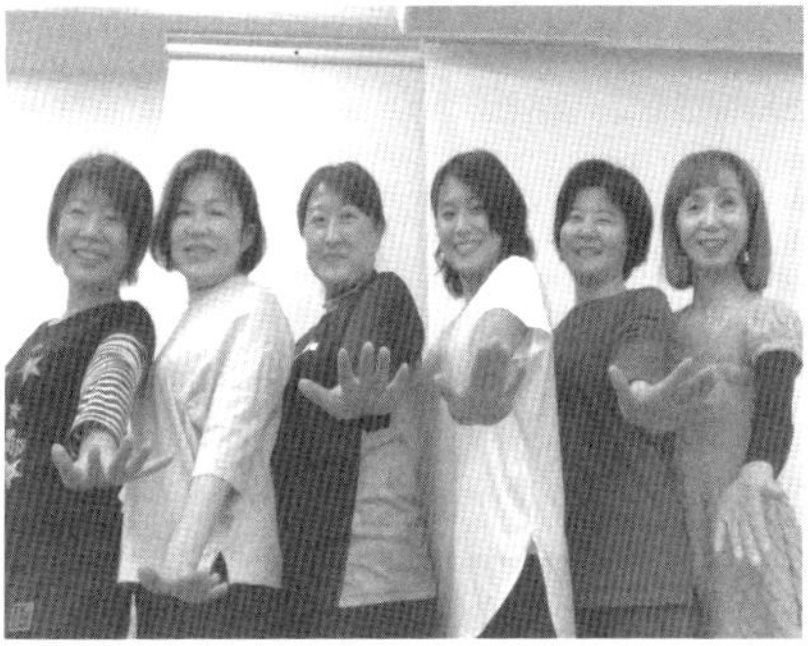

使い方を意識する日々を送れることに感謝しています。これからも細く長く続けていきたいので、よろしくご指導 お願いします。

54歳　主婦　工藤恵子

習い始めて2年近くになります。日々の姿勢を気にするようになったせいで、テレビを見るときも、姿勢よくソファーに座ることができるようになりました。

また、太ももに筋肉がついたせいか、以前は自転車でしんどかった坂道が今では楽に登れます。

ストレッチを習い始めて自分のからだと向き合い、気にかけられるようになったことが良かったです。

45歳　パート　石川智美

始めて3年になります。

週に1回ですが、ストレッチが終わった後は 体が軽くなったように感じます。

以前より、からだが柔らかくなったような気がします。

63歳　パート　長嶋淳子

最初は何をするのか全く分からない状態ではじめましたが、1年を過ぎたころから体調の変化に気づき、今まで何も考えずに過ごしてきたことを後悔しています。からだの使い方がわからないままでは、こんなにも体調に不調をきたすようになるとは思いもよらなかったです。今、少しずつですが変化を感じられるようになりこれからもずっと続けて行きたいと思っています。

城戸先生これからもよろしくお願いします。

46歳　中朋子

城戸先生のレッスンに参加させていただくことになって、まだ3ヶ月の初心者です。90分間ストレッチをみっちり行うので、最初はへとへとになりながらなんとか皆様についていく感じで、座った姿勢で片方の足を天井方向に上げるのがとても大変で自分の足がこんなに重いとは知りませんでした。少しでも皆様に近づけるよう続けて行きたいです。

城戸先生はお美しくてしなやかで、先生からはたくさんの元気をもらっています。

61歳　垣原　祐子

始めたきっかけは、ただただからだを柔らかくしたい、その一心でした。

少しずつですが上がらなかった腕が上がるようになったり、腰もましになってきました。柔らかさだけでなく筋肉の使い方、からだを動かすときの意識の持ち方など教えていただき、普段の生活も少し変わってきたように感じます。これからは、年齢に関係なく自分のからだ作りを続けたいと思います。

70歳　フリーター　税田明子

60歳超えの四十肩で左腕が腰の少し後ろ位までしか回らないことを知人に話してメンテナンスストレッチに同行させて頂いたのが城戸先生との出会いです。腕は4回ほどのレッスンでばっちり上がるようになりました。

最初の頃は1時間半は長いと思うこともありましたが、個々に合ったアドバイスを頂き、以来8年間自分自身のメンテナンスに勤しんでいます。

65歳　学習塾経営　久世泰輔

7年前、整形外科医から出た病名が脊柱管狭窄すべり症。このまま放っておけば脊椎固定術などの手術に進むといわれました。そんな中、藁をもつかむ気持ちで城戸先生のレッスンに通いました。

3ヶ月を過ぎたころから、外出後10分後に必ず襲ってきた鈍痛がなくなり、半年もすると足先のしびれも消えてしまいました。今では長距離や急な坂道を背筋を伸ばして歩くことができます。城戸先生には感謝してもしきれない気持ちです。

69歳　民生委員　女性

メンテナンスストレッチを初めて、丸々8年、せめて10年間はめげずに頑張ってみようと 思えるのは筋肉についた筋力と共に気持ちにも、力が育ったのかと考えるからです。

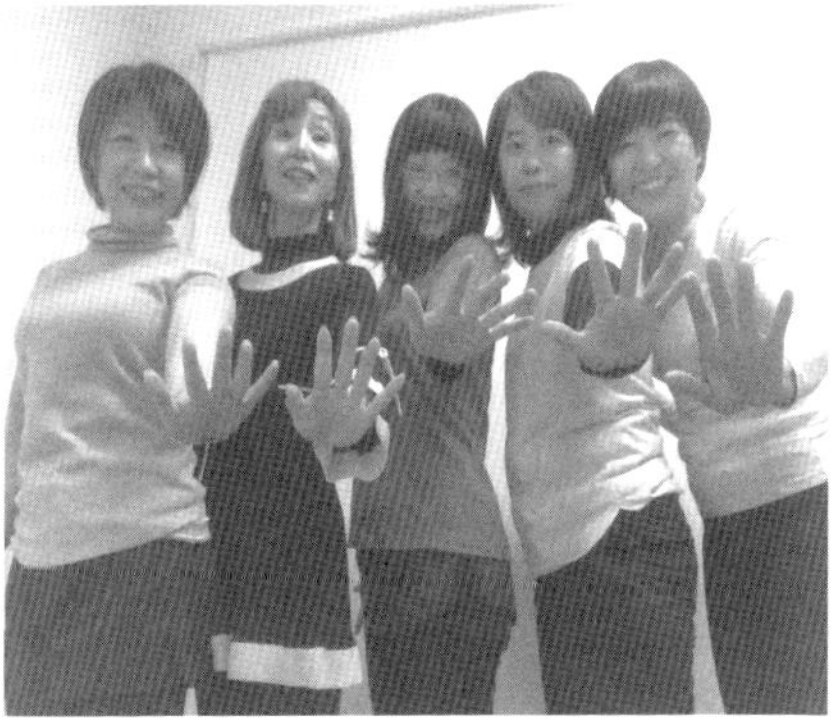

今まで立って靴下が履けない、手が上がらない、歩けない、走れない、和式トイレは不可などが無くなり、人に席が譲れたり、立ったまま乗れたり、遠出もできるようになりました。

54歳　支援学校教諭　山田幸栄

腰痛持ちで、年に2~3回ぎっくり腰に悩んでいました。そんな時、同僚からメンテナンスストレッチに誘われました。

鋼鉄並みと城戸先生に言わせたほどの私の体の硬さも、人間並みの筋肉へと進化しました。ぎっくり腰になることも激減し、ヤバイかもという時も起立筋を引き上げることで未然に防げるようになりました。そして趣味で続けていたマラソン大会で今年初優勝が出来たのも、ストレッチで手に入れた柔軟なからだのおかげです。

50歳　病院職員　西澤朋子

健康、老化と筋力の関わりを教えていただき、柔軟なからだと筋肉の力が大切だとわかりました。自分の姿勢に気をつけるようになりましたし、お腹（腹筋）にキューっと力を入れることを覚えました。

これからも毎週、筋肉と戦いながら継続していきたいです。

57歳　パート　藤崎由美子

ストレッチを始めた頃は、肩こりやからだの歪みで腰痛がありましたが、続けているうちに改善されてきました。

メンテナンスストレッチの良いところは機械を使わなくても自分の力で調整しながら出来るというところです。これ以上出来ないと思ってしまうとそこまでですが、もう少し頑張ってみようと思って出来たときは喜びが大きいです。メンテナンスストレッチを続けていて良かったと思います。

74歳　主婦　浅田恵子

4年前、高血圧で緊急入院し、その原因の一つとして血管の老化が進むためにおこると診断されました。血管の多くは筋肉の中を走っている。ストレッチをするとその効果で血管は柔らかくなり、血流がスムーズになり、血圧降下に効果的であると学び、ストレッチを実践しました。

結果、血圧値はほぼ正常となり、血管年齢も年相応に。メンテナンスストレッチを続けて行くと元気になります。これからも、頑張って行きたいと思います。

59歳　派遣通訳　辻村典子

ストレッチを始めてから知ったのは、下半身を支える筋肉が正しく働いていないということ。今まで間違った筋肉の使い方をしたせいで、腰の周りに余計な脂肪が付き、脚は曲がったままでした。

現在、ようやく腰が立ち始め、骨盤底筋や脊柱起立筋が以前よりからだを支えられるようになってきました。柔軟性も徐々についてきました。元の体に戻らないよう、もっと筋肉を動かせる体になるよう、しっかり続けていきたいと思います。

67歳　主婦　下園郁子

階段の上り下りもできず、続けて歩くのも3分が精一杯な状態の中、メンテナンスストレッチに出合いました。

今では関節の痛みなどは全くと言っていいぐらいなくなり、元のように山歩きもできるようになりました。先生が正しい姿勢の取り方など一人一人丁寧に見て下さるので、私も正しい姿勢がとれるようになりました。そして私はもちろんず〜〜〜っとストレッチを続けて元気に楽しく歳を重ねたいと思います。

57歳　水泳インストラクター　中島由美子

自分のからだのメンテナンスのつもりで、軽い気持ちで入会しました。

1時間半のストレッチで、汗だくになったうえ、からだの痛みの部分がスッキリ軽くなる、ストレッチは1ヶ月に1回ですが、少しずつ柔らかくなってるし、からだの使い方が理解できるようになりました。

私本人がびっくりです。

本当に自分のからだを理解するには、これしかないと思っています。

61歳　主婦　岡本恵

6年前（2014）の左胸の乳がん手術で、左胸から左手の筋肉が縮んでいたのが、レッスン3回目ぐらいから伸びてきているのを感じました。

始めてまだ10ヶ月ぐらいですが、どんどんからだが柔らかくなって、軽くなって、家事をするのが楽になりました。これからからだが変わっていくのが楽しみです。

あとがき「チャンスをありがとう」

2021年のNHK大河ドラマの主人公、実業家の渋沢栄一は、「40、50は鼻たれ小僧。60、70は働き盛り、90になって迎えが来たら、100まで待てと追い返せ」と言いました。

私たちはまだまだこれからです。

挑戦に早いも遅いもない、「やるか、やらぬか」それだけの事なのです。

毎日の努力によって生み出される、挑戦し続けた人にしか見えないこともあるのです。

今までやってきたことを試される事もあります。

どんなことでも自分の心次第です。

ゆとりある心。素直な心。
愉しむ心。穏やかな心。
恐れない心。希望を持てる心。
夢見る心。明るい心を持ちましょう。

そして、新たな時代を迎えて

ほがらかに。しとやかに。
おおらかに。こまやかに。
まろやかに。たおやかに。
たからかに。あでやかに。
うららかに。すこやかに

夢に向かって自分の花を咲かせましょう。
常にポジティブな気持ちに保ちましょう。

その人の気持ち次第で、すべてのことがチャンスになります。そして、それをつかみ取ったその先には新しい自分がまっているのです。

地球の人口77億人。

私が誰かに会える確率は77億分の1。奇跡の出会いをしているのです。


そんな奇跡の出会いの中で、もっとも感謝しているのは、雨の日も台風の日も私の教室に来て下さった生徒さまです。

教える者が一番学ぶと言いますが、メンテナンスストレッチをお伝えすることで、私は人として大きく成長することができました。


そして、出版日が遅れたことにも意味がありました。

世の流れのままに待つことができました。

新型コロナウイルスが猛威をふるうこの時期に、改めて生徒さまと会えない辛さ、寂しさを感じています。

いつも笑顔で受講してくださった皆様に、いかに支えて頂いていたか。

「支え、支え合う」が命を守る。

改めて感謝と復活を願う日々を過ごしています。

そして、メンテナンスストレッチは、笑顔で向き合うコミュニケーションツールであることに変わりはないと実感しています。

話は変わりますが、私はジャニーズの「Kis-My-Ft2」（キスマイフットツー）というグループが大好きです。これらの歌詞が今までの私を元気づけてくれました。

「感じるままに輝いて」

「今はまだ遠く 果てしない夢も」

「負けないで」

「若者たち」

「青春Don't stop!!」

「AAO」

「光のシグナル」

「キミとのキセキ」

「永遠のチケット」

「we never give up」

「タナゴコロ」

「to yours」


くじけそうな時、あきらめないで、生きていける応援歌になっています。


人生は一度きり死ぬまで成長期です。

人生に後悔する暇はありません。

いつからでも、何かに夢中になってもいいということ。
何かを始めるのに、年齢や時期は関係ないのです。

そして、この本の企画には、さまざまな人の力をお借りしました。企画してくださった田中英子さん、石原恵子さん、編集してくださった、山本由樹さん、岡田淑永さん、そして生徒の皆さまには御礼を申し上げます。

これからも、ご一緒に笑顔で元気で参りましょう。
全ての人にチャンスをありがとう。

♪届けるよ思い詰め込んだ夢いっぱいの贈り物♪

２０２０年３月　城戸逸代

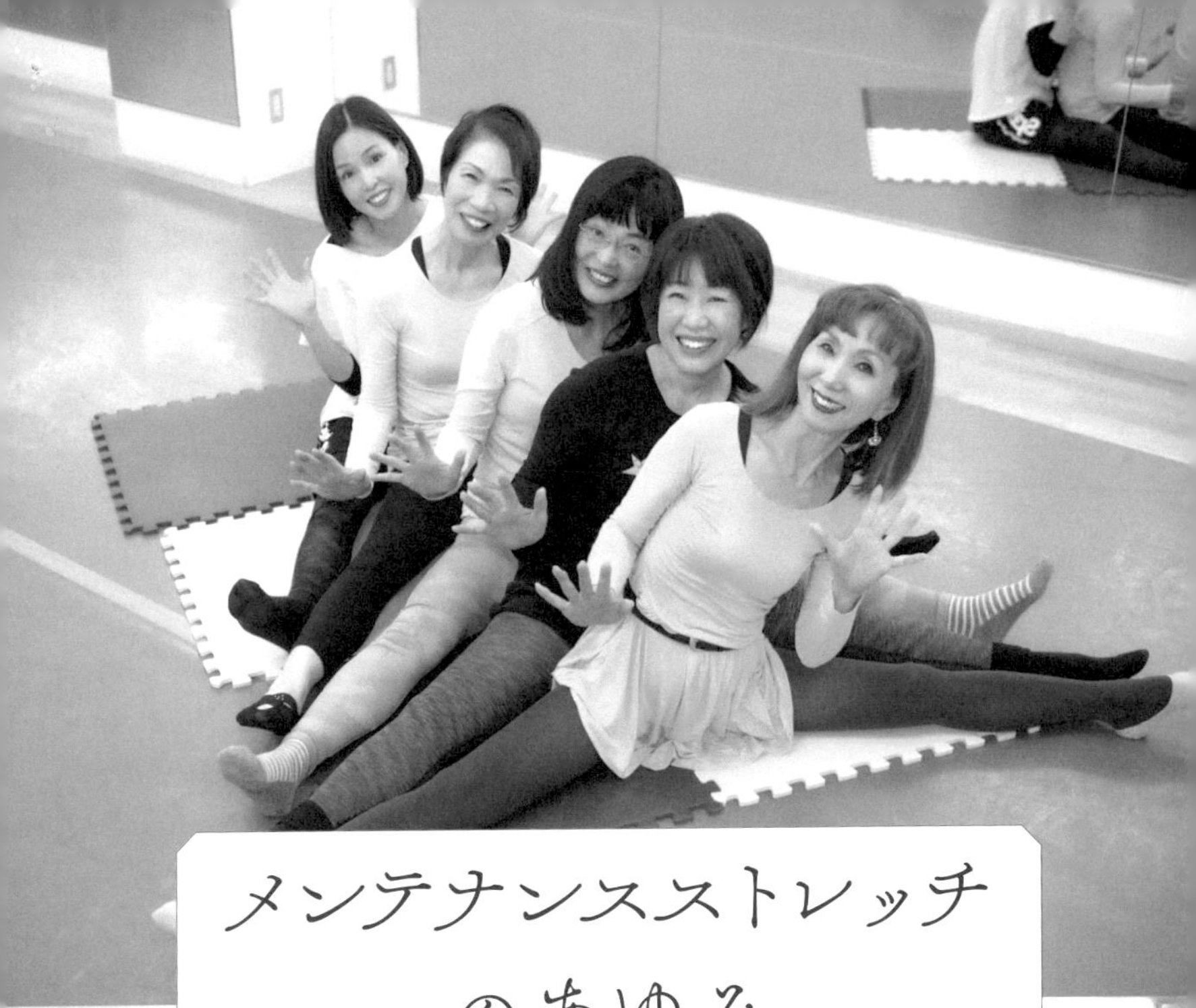

メンテナンスストレッチのあゆみ

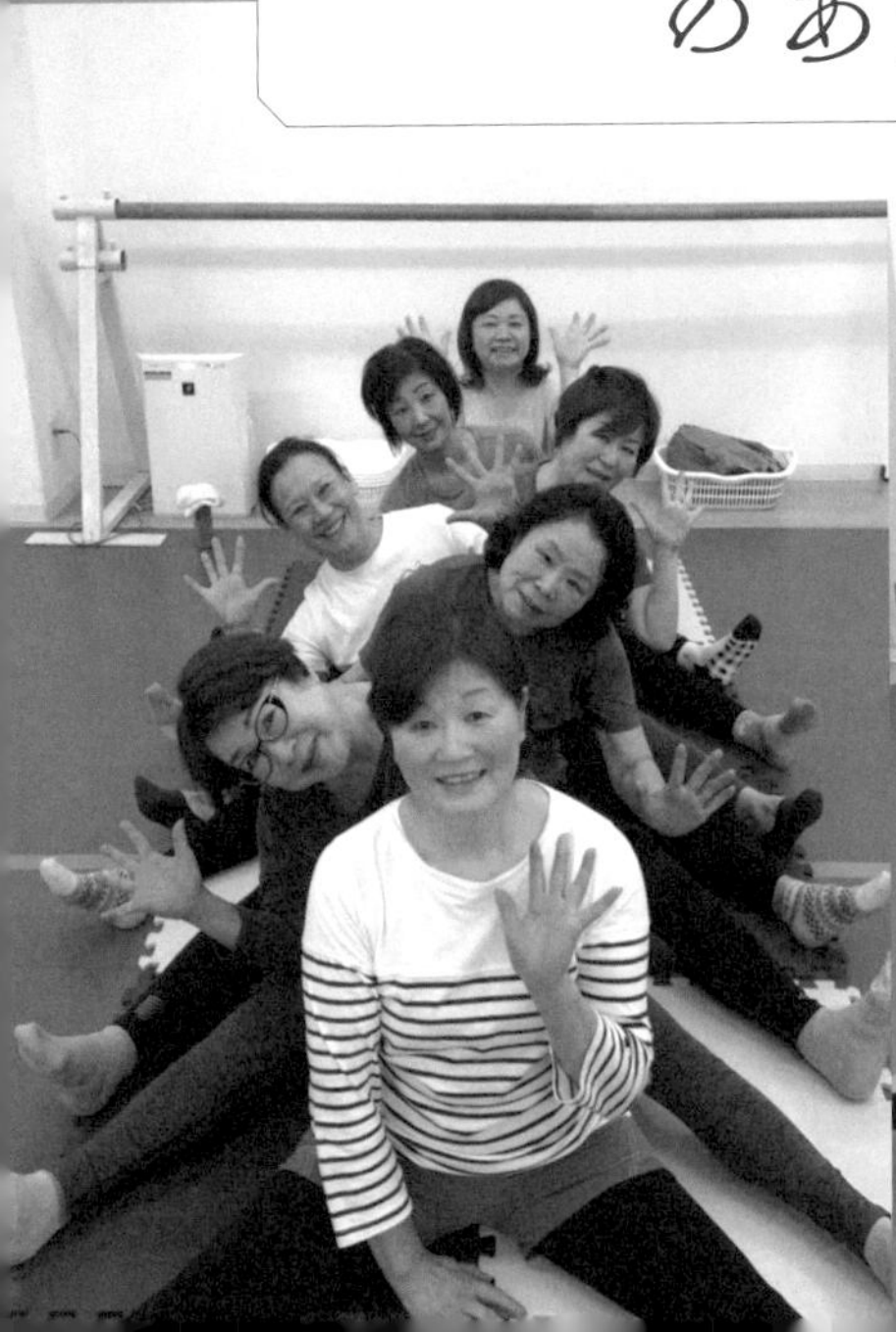

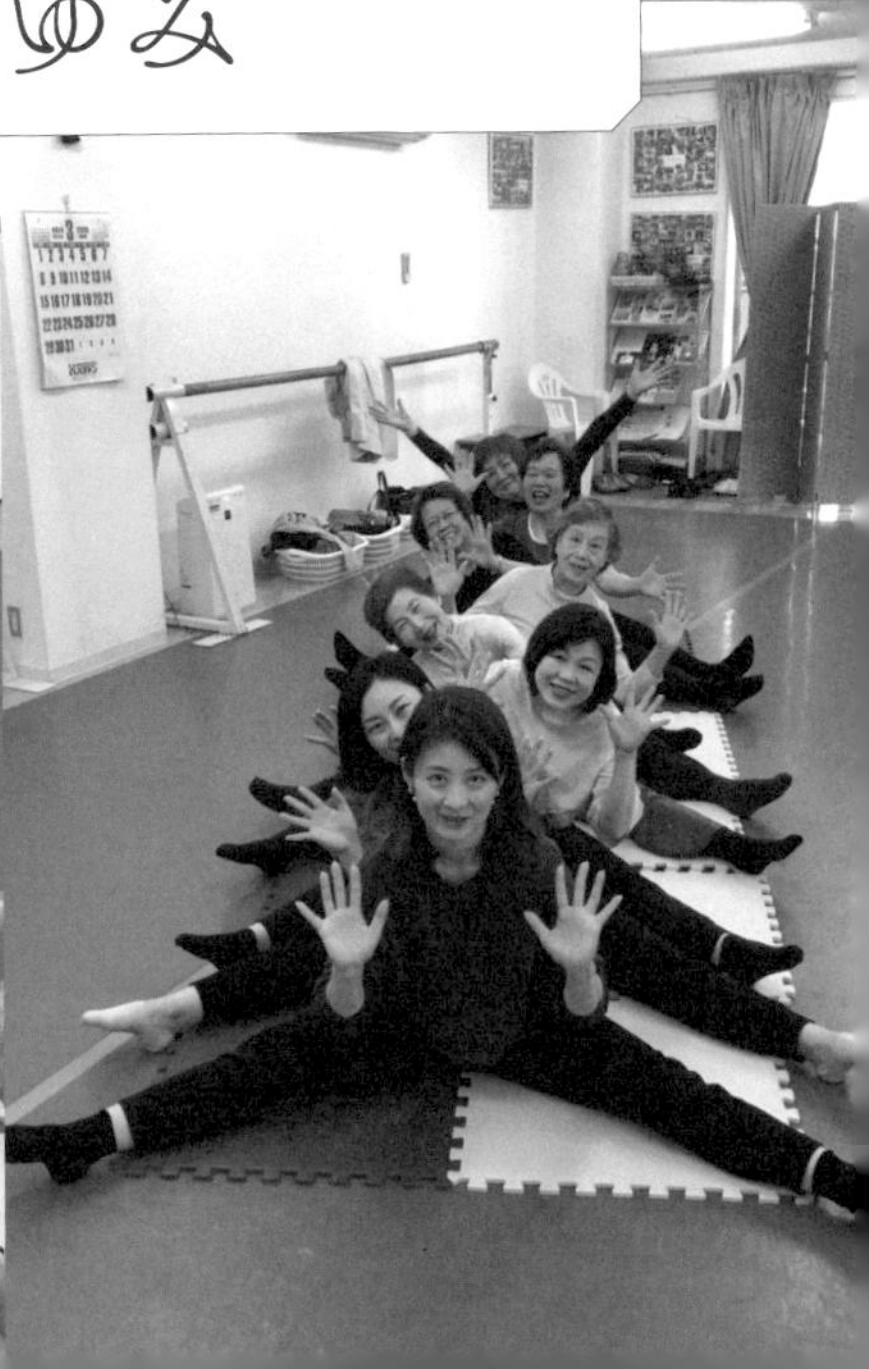

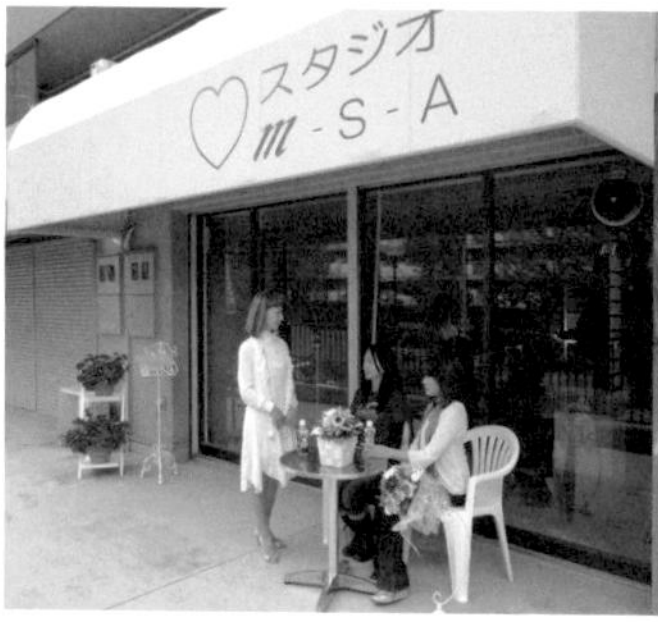

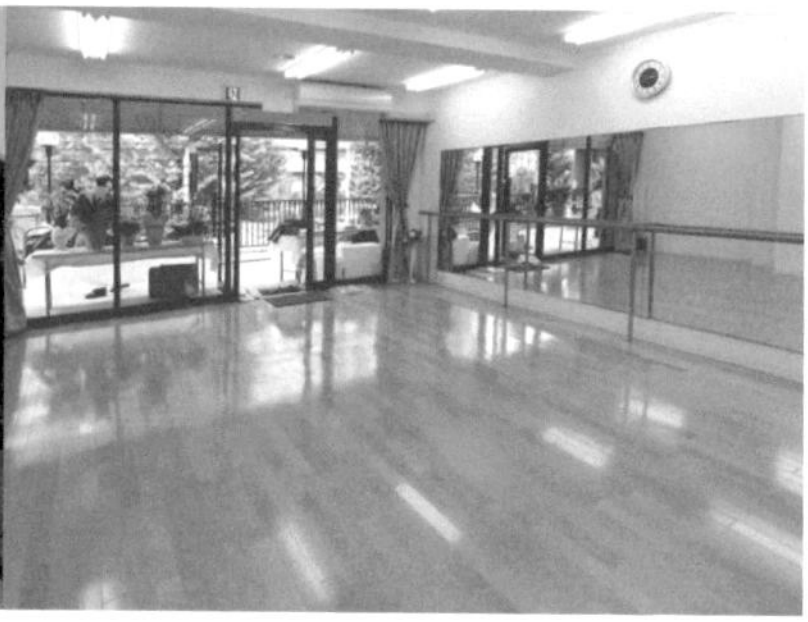

▲２０１１年 新スタジオ オープン！

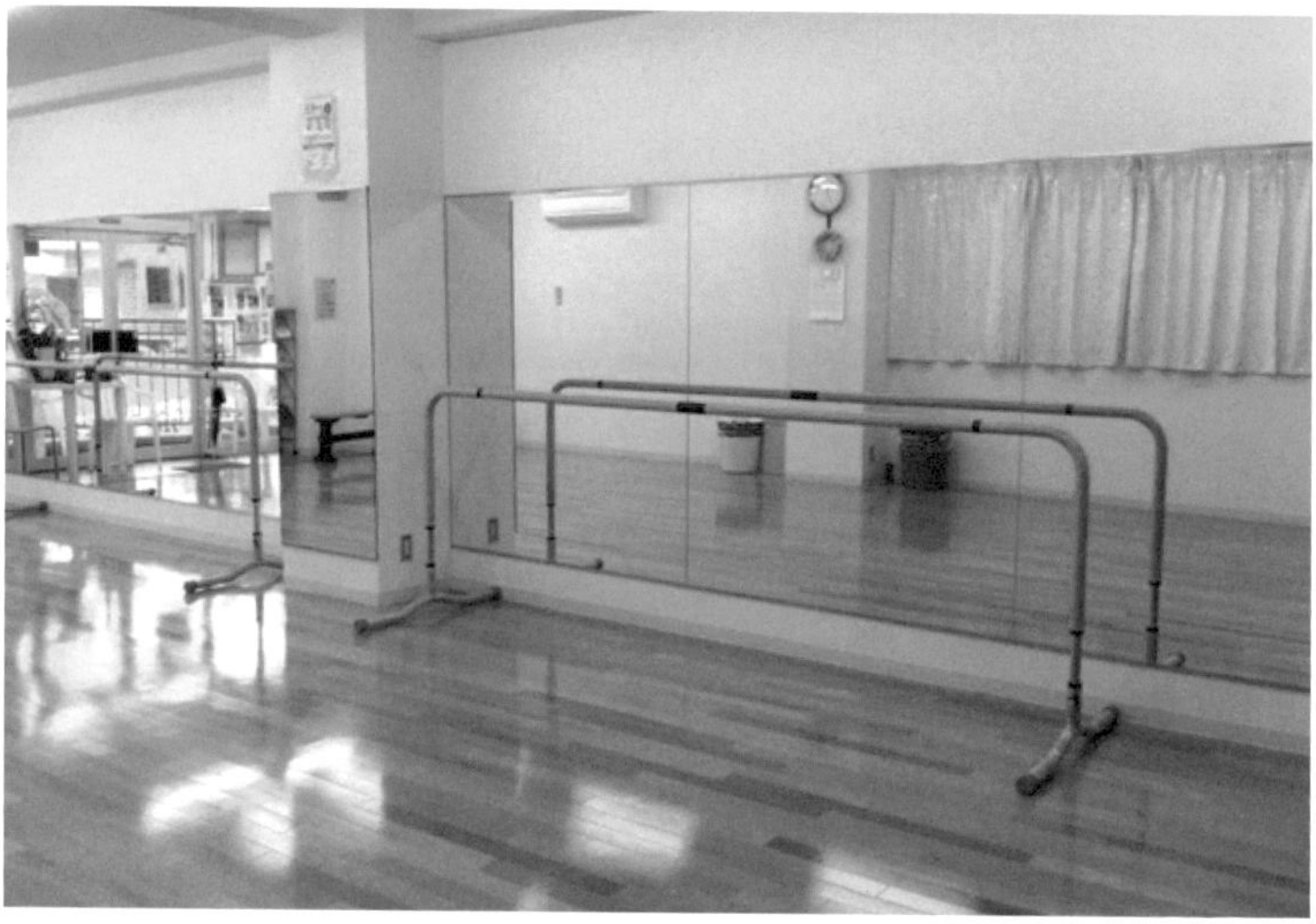

▲２０１３年　現在のスタジオ

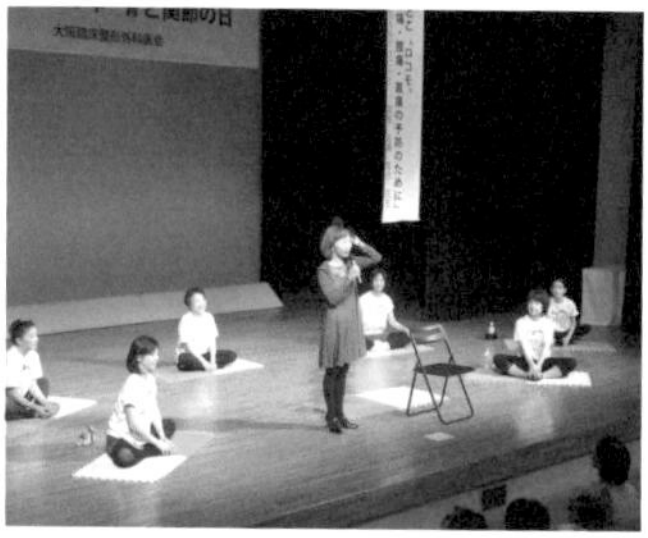
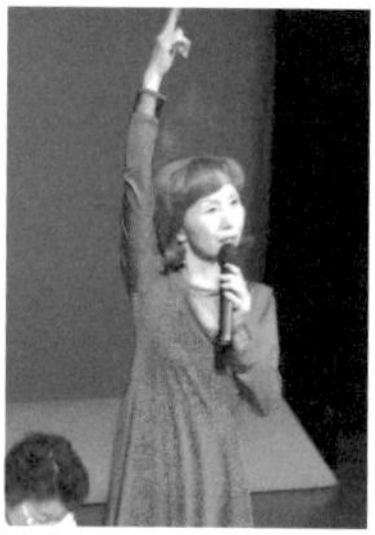
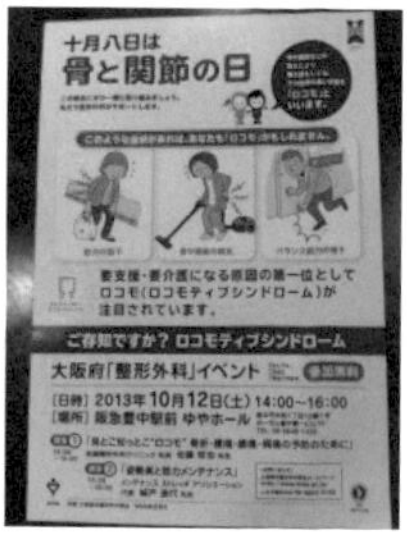

▲２０１３年 大阪府「整形外科」イベントにて「姿勢美と筋力メンテナンス」について講演をさせていただきました。**また**《キッズダンスＳＨＡＫＥ》が吹田まつりに出演「すいたん賞」３年連結受賞。

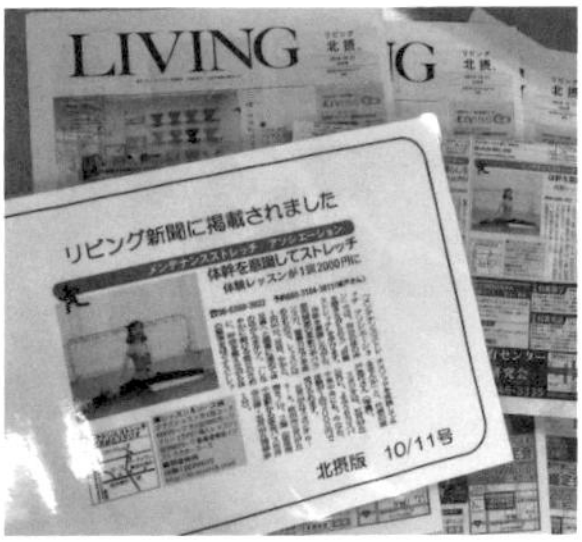
LIVING
リビング新聞に掲載されました
体幹を意識してストレッチ
北摂版 10/11号

▲「リビング新聞」にも
掲載いただきました。

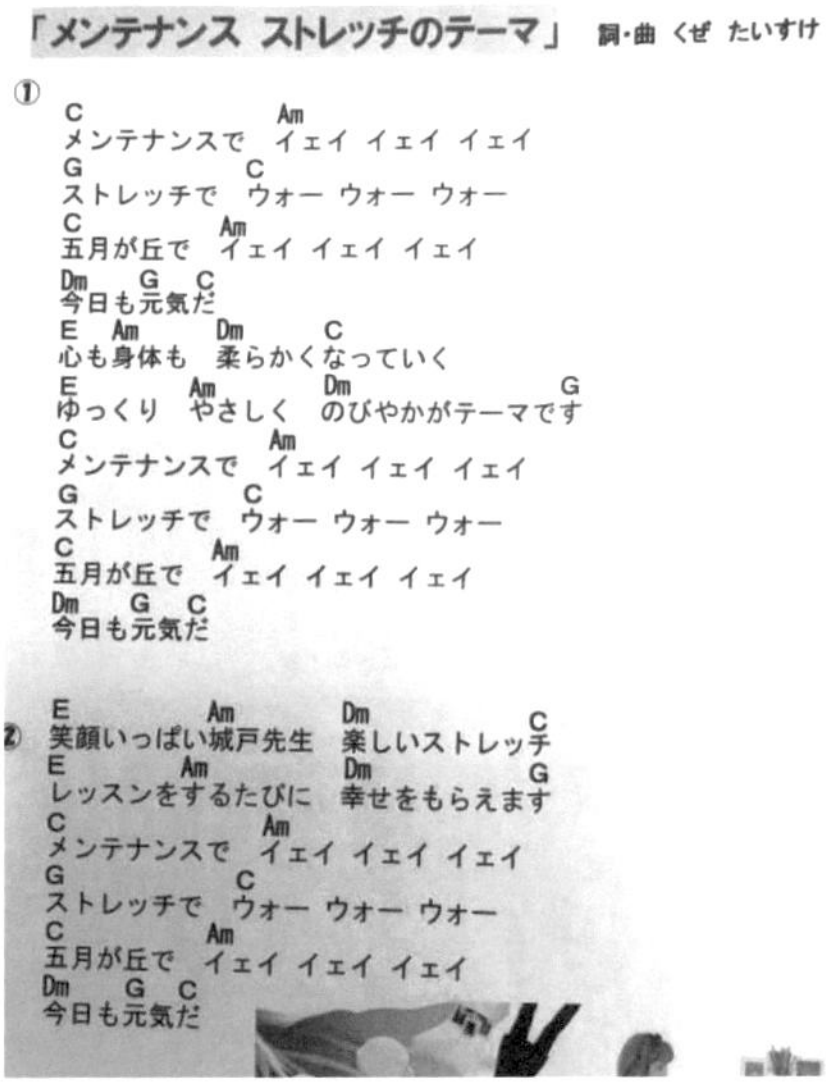

「メンテナンス ストレッチのテーマ」 詞・曲 くぜ たいすけ

①
C Am
メンテナンスで イェイ イェイ イェイ
G C
ストレッチで ウォー ウォー ウォー
C Am
五月が丘で イェイ イェイ イェイ
Dm G C
今日も元気だ
E Am Dm C
心も身体も 柔らかくなっていく
E Am Dm G
ゆっくり やさしく のびやかがテーマです
C Am
メンテナンスで イェイ イェイ イェイ
G C
ストレッチで ウォー ウォー ウォー
C Am
五月が丘で イェイ イェイ イェイ
Dm G C
今日も元気だ

E Am Dm C
② 笑顔いっぱい城戸先生 楽しいストレッチ
E Am Dm G
レッスンをするたびに 幸せをもらえます
C Am
メンテナンスで イェイ イェイ イェイ
G C
ストレッチで ウォー ウォー ウォー
C Am
五月が丘で イェイ イェイ イェイ
Dm G C
今日も元気だ

▲ メンテナンスストレッチのテーマソング
（生徒さま・作）

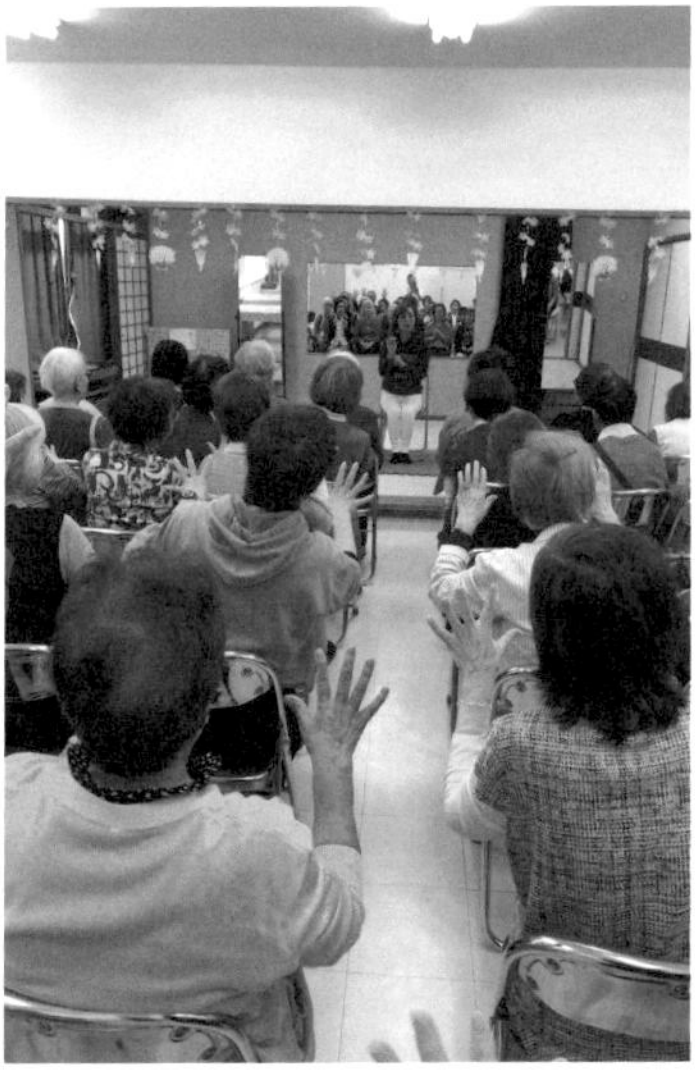

▲公民館での五月が丘福祉委員会からの依頼で ロコモディブシンドロームやフレイルにならないための講座。

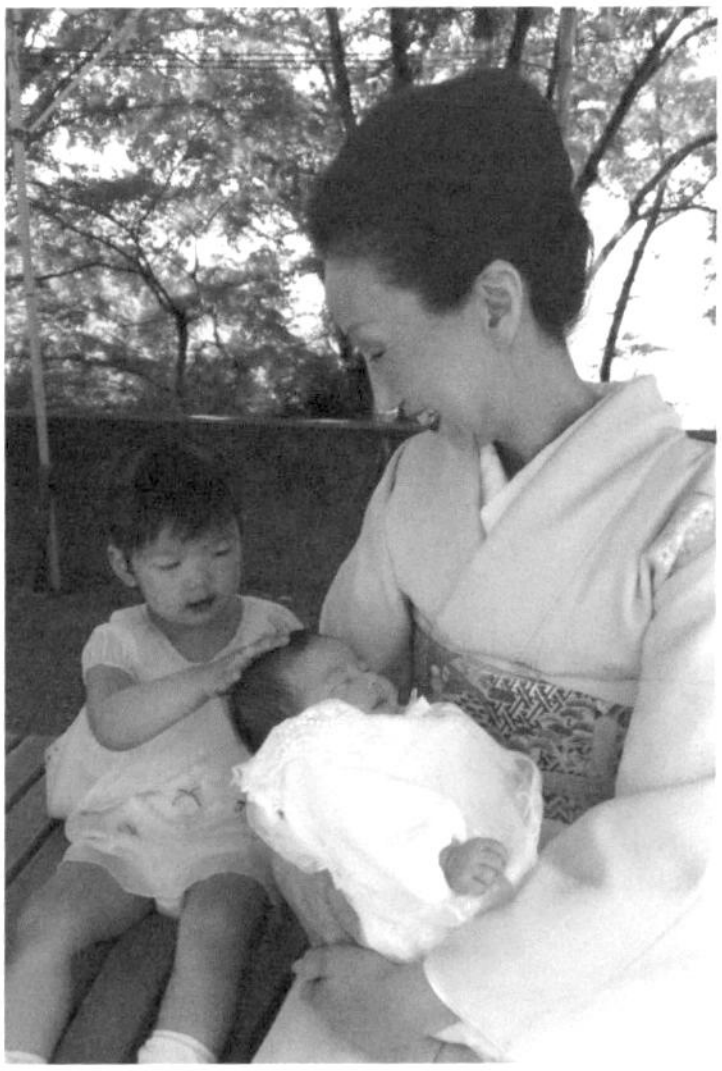

▲「人生は一度きり死ぬまで成長期 メンテナンスストレッチでセルフケア　明るい未来を手に入れましょう」。

ゆっくり・やさしく・のびやかに

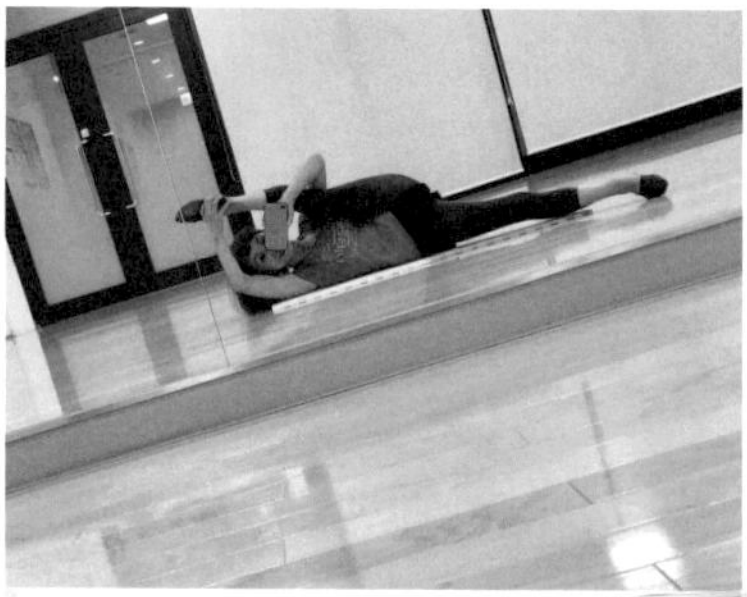

◀メンテナンスストレッチに
出逢えた方には
柔軟なカラダと
楽しい仲間が
もれなくついてきます。

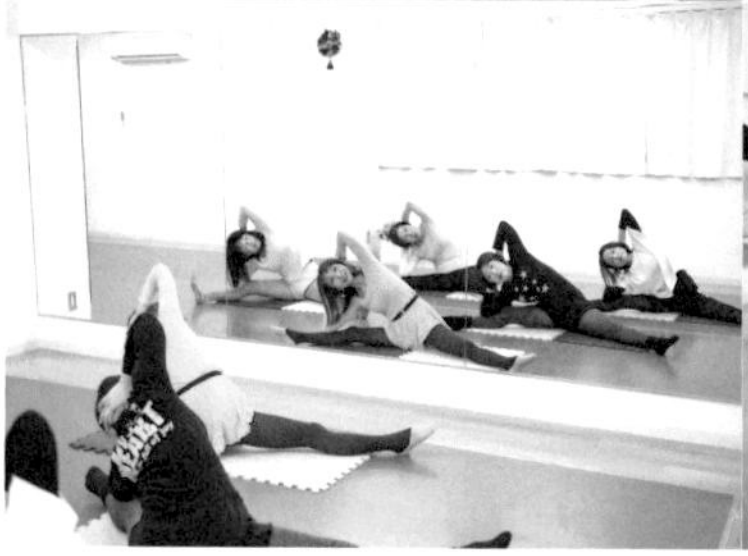

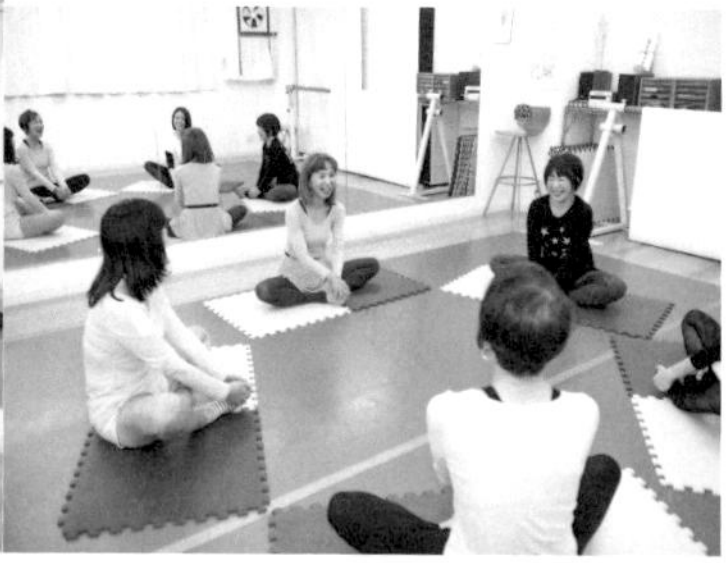

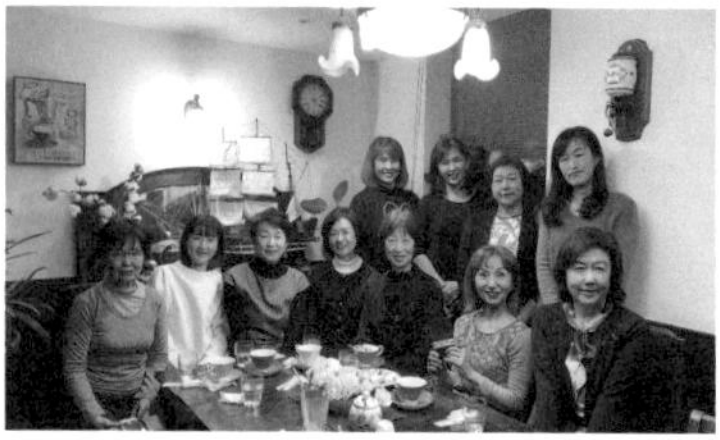

▲レッスン後のお茶会

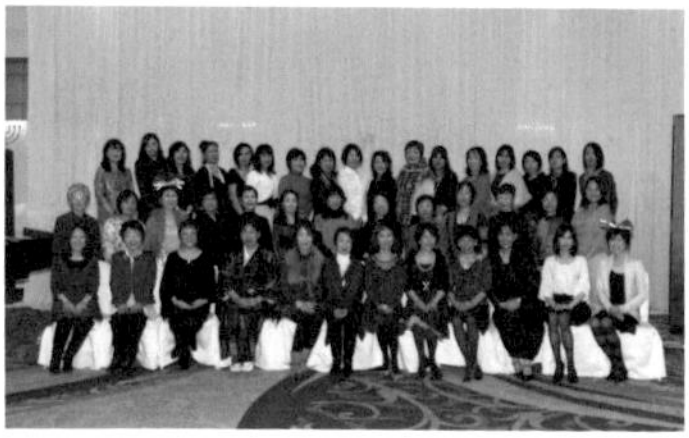

▲新年会

★このような症状について改善がみられました

姿勢のゆがみや使いグセ（使い忘れ）で起こる不調
腰痛　首や肩のこり　四十肩　座骨神経痛
膝の痛み　頭痛　生理痛　息苦しさ
冷え性　便秘　下痢　外反母趾　脊柱管狭窄　すべり症
慢性疲労　免疫力低下　むくみ　だるさ
集中力低下　肌荒れ　足底筋膜炎　リウマチ　手根管症候群
つまずき易い　間欠性跛行　睡眠不足　血行不良
眼精疲労　乳がん手術による筋肉委縮

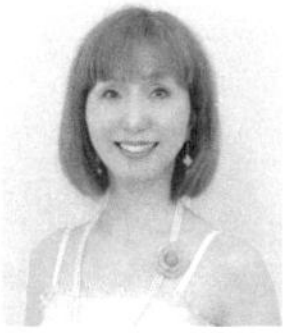

城戸逸代

メンテナンスストレッチアソシエーション代表
キッズダンス　吹田市「五月が丘SHAKE」
日本成人病予防協会健康管理士１級
コスパ　センリトよみうり講師
ビューティーコンサルタント資格習得　フーレセラピー習得

1954年　3月22日大阪市内で生まれました。
2005年　胃の3分の2を摘出。お腹には20センチの傷をもっています。
《メンテナンスストレッチ》スタート
スタジオ開設
2013年　大阪府臨床整形外科医会講演
ロコモティブシンドローム啓発イベントにて
《姿勢美と筋肉メンテナンス》講演
2019年　孫4人のおばあちゃんです。
孫たちはBarbie（バービー）と呼んでくれます。

小学校PTAの健康講座、福祉委員会での健康講座、企業研修での健康講座など。

Youtubeチャンネル「城戸逸代」
https://www.youtube.com/channel/UCWEbQwObo-pEsWzob3uM1Jg

オフィシャルホームページ
「メンテナンスストレッチアソシエーション」
https://m-stretch.com/

FACEBOOK
https://www.facebook.com/msakido/

自分で自分をメンテナンス

メンテナンスストレッチ

2020年5月15日　初版第1刷

著　者　城戸逸代
発行人　松崎義行
発　行　みらいパブリッシング
〒166-0003 東京都杉並区高円寺南4-26-12 福丸ビル6F
TEL 03-5913-8611　FAX 03-5913-8011
企　画　石原恵子 田中英子
編　集　山本由樹 岡田淑永
ブックデザイン　洪十六
発　売　星雲社（共同出版社・流通責任出版社）
〒112-0005 東京都文京区水道1-3-30
TEL 03-3868-3275　FAX 03-3868-6588
印刷・製本　株式会社上野印刷所

ISBN978-4-434-27492-3 C0076